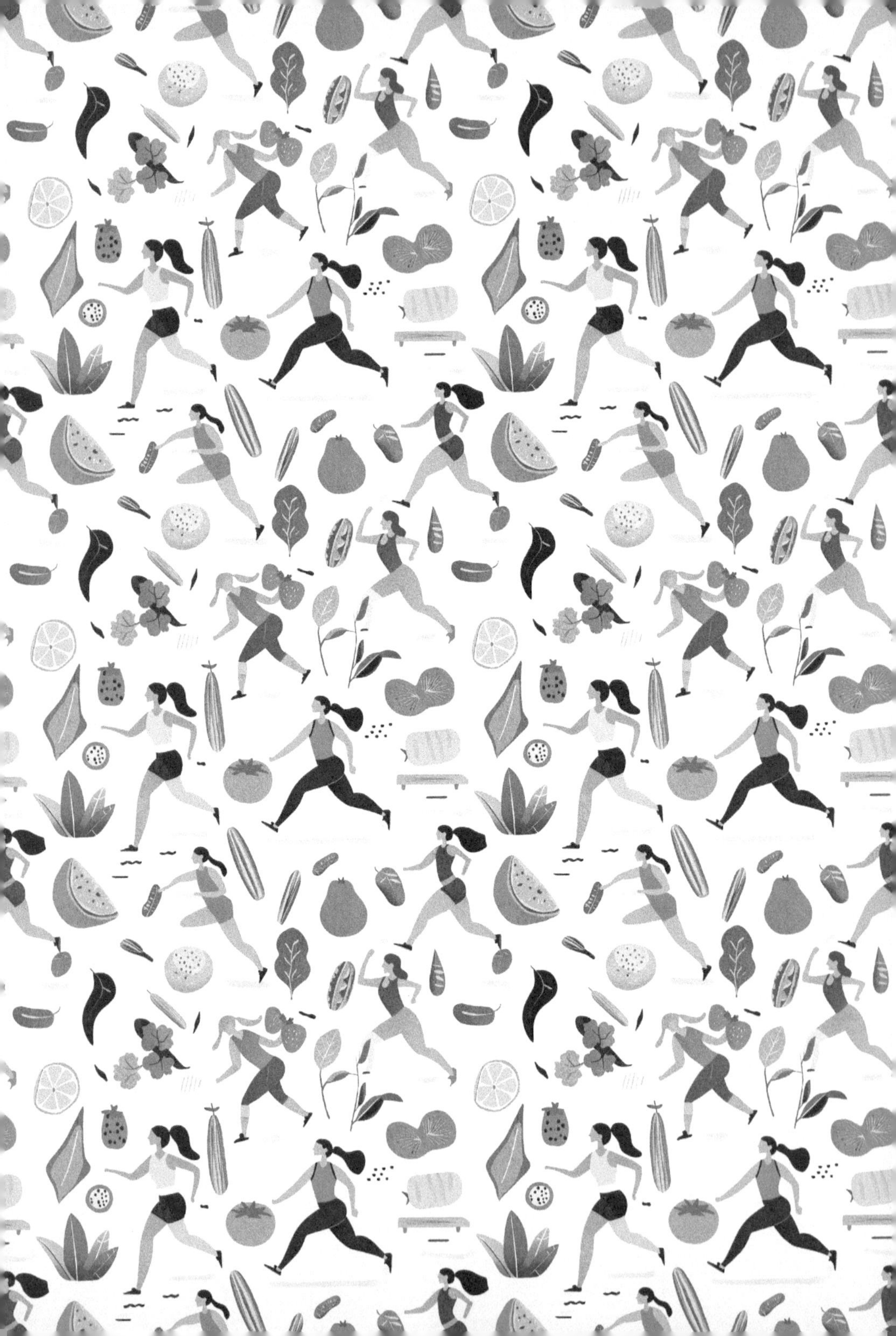

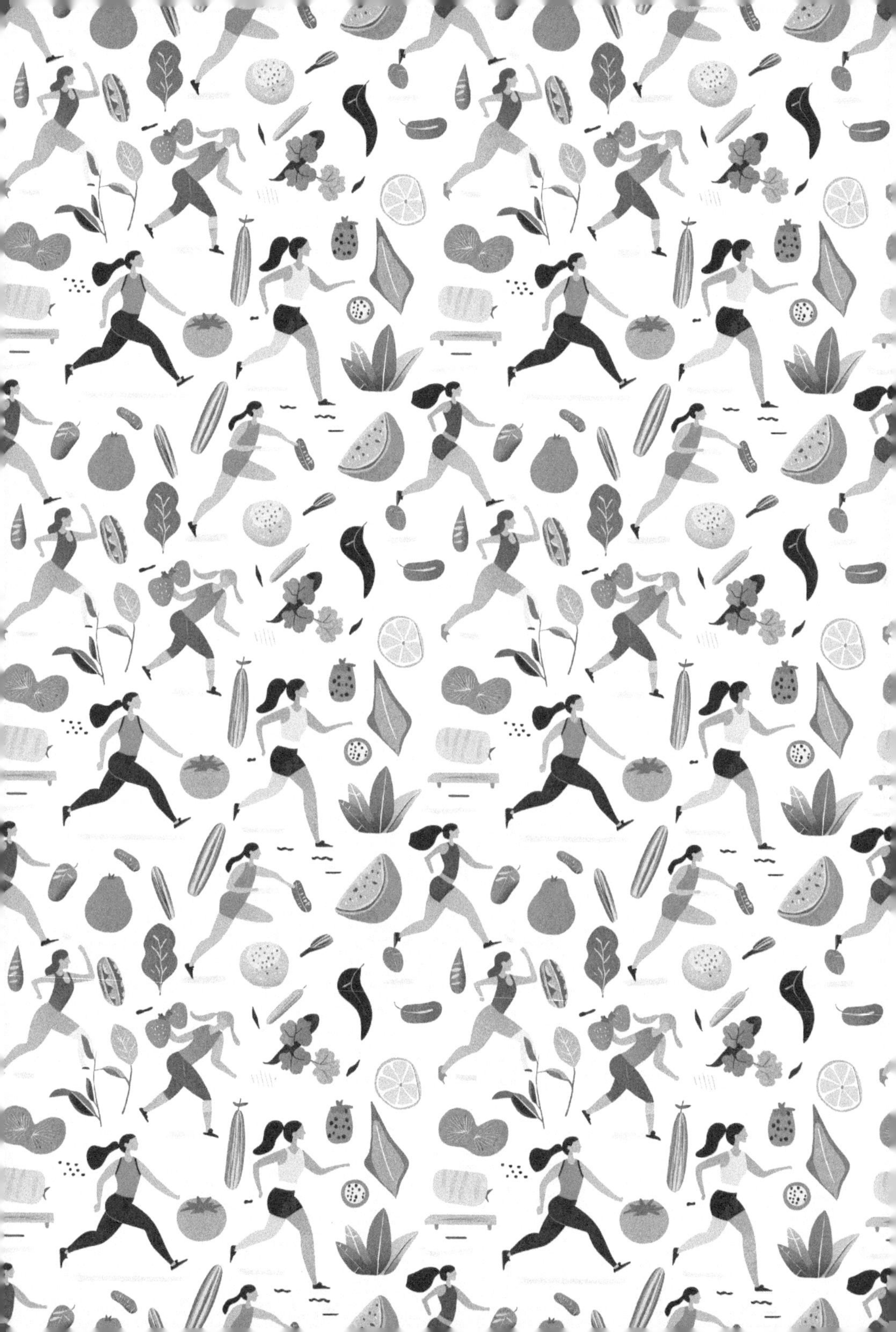

Aviso legal

Saage Media GmbH
c/o SpinLab – The HHL Accelerator
Spinnereistraße 7
04179 Leipzig, Germany
E-Mail: contact@SaageMedia.com
Web: www.SaageMedia.com
Commercial Register: Local Court Leipzig, HRB 42755 (Handelsregister: Amtsgericht Leipzig, HRB 42755)
Managing Director: Rico Saage (Geschäftsführer)
VAT ID Number: DE369527893 (USt-IdNr.)

Editorial: Saage Media GmbH
Publicación: 02.2025
Diseño de portada: Saage Media GmbH
ISBN Tapa blanda (es): 978-3-384-52218-4
ISBN Ebook (es): 978-3-384-52219-1

Legal / Avisos

Los enlaces externos y las referencias a fuentes enumerados en este libro fueron verificados al momento de la publicación. El autor no tiene influencia sobre los diseños y contenidos actuales y futuros de las páginas vinculadas. El proveedor del sitio web vinculado es el único responsable de los contenidos ilegales, incorrectos o incompletos, así como de los daños que surjan del uso o no uso de la información, no quien hace referencia a la publicación respectiva a través de enlaces. Todas las fuentes externas utilizadas se enumeran en la bibliografía. A pesar del cuidadoso control del contenido, no asumimos ninguna responsabilidad por el contenido de fuentes externas. Los operadores de las fuentes citadas son los únicos responsables de su contenido. Las imágenes y fuentes de terceros están marcadas como tales. La reproducción, procesamiento, distribución y cualquier tipo de explotación fuera de los límites de los derechos de autor requieren el consentimiento por escrito del autor o creador respectivo.
Este libro ha sido traducido del alemán. No se pueden descartar completamente las desviaciones del original o los errores de traducción. Todas las fuentes citadas en el libro están disponibles en inglés. No asumimos ninguna responsabilidad por inexactitudes o malentendidos de contenido que puedan surgir por la traducción.
Los datos de los diagramas que no están marcados explícitamente con una fuente no se basan en estudios, sino que son suposiciones no vinculantes para una mejor visualización.
Este libro fue creado utilizando Inteligencia Artificial (IA) y otras herramientas. Entre otras cosas, se utilizaron herramientas para la investigación, la escritura/edición y la generación de ilustraciones decorativas. A pesar del control, no se pueden descartar completamente los errores. Nos gustaría enfatizar que el uso de la IA sirve como herramienta de apoyo para proporcionar a nuestros lectores una experiencia de lectura de alta calidad e inspiradora.

Las referencias y citas contenidas en este libro han sido cuidadosamente investigadas y reproducidas en su significado. La interpretación y presentación del contenido citado refleja la comprensión del autor y no necesariamente corresponde con la intención u opinión de los autores originales. Para las citas parafraseadas, las declaraciones principales de las fuentes originales se han incorporado al contexto de esta obra según el mejor saber y entender, pero pueden desviarse de las formulaciones originales y matices de significado debido a la transferencia y simplificación. Todas las fuentes utilizadas están completamente listadas en la bibliografía y pueden leerse allí en el original. La responsabilidad de la interpretación y la incorporación contextual del contenido citado recae en el autor de este libro. Para preguntas científicas e información detallada, se recomienda consultar las fuentes originales. El autor se ha esforzado por presentar temas científicos complejos de manera generalmente comprensible. No se pueden excluir simplificaciones y generalizaciones. No se puede garantizar la exactitud técnica y la integridad de las presentaciones simplificadas. La reproducción parafraseada de citas y hallazgos científicos se realiza conscientemente cumpliendo con la ley de citas según § 51 UrhG y todas las disposiciones relevantes de derechos de autor de otros países. Al simplificar, transferir y posiblemente traducir contenido científico a un lenguaje generalmente comprensible, se pueden perder matices de significado y detalles técnicos. El autor no reclama derechos sobre las obras citadas y respeta todos los derechos de autor de los autores originales. Si se detecta un uso no autorizado, el autor solicita ser notificado para tomar las medidas apropiadas. Para fines académicos y cuando se utiliza como referencia científica, se recomienda expresamente consultar las fuentes originales. La presentación simplificada sirve exclusivamente para información científica popular.

La cura metabólica presentada en este libro y las recomendaciones de alimentación y ejercicio asociadas se basan en una investigación cuidadosa y experiencias prácticas. Sin embargo, no se puede garantizar la exhaustividad ni la ausencia de errores en la información proporcionada. La cura metabólica descrita no está destinada a sustituir un asesoramiento o tratamiento médico profesional. Antes de comenzar la cura, debe consultar su estado de salud con un médico, especialmente si padece enfermedades preexistentes, toma medicamentos o está embarazada. La implementación de las recomendaciones dietéticas y del programa de ejercicio se realiza bajo su propia responsabilidad. No se asume ninguna responsabilidad por posibles daños a la salud o efectos no deseados que puedan resultar de la aplicación de los métodos descritos. La dieta cetogénica puede estar contraindicada para ciertos grupos de personas. En caso de duda, consulte a un nutricionista o médico que pueda asesorarle de manera individual sobre su situación personal. Toda la información sobre valores nutricionales, cantidades de calorías y unidades de ejercicio son orientativas y pueden necesitar ajustes según la constitución individual. Los conocimientos científicos en el ámbito de la nutrición y el metabolismo están en constante evolución, por lo que la información específica al momento de la lectura puede no estar actualizada. Las marcas y nombres de productos mencionados en el libro pueden ser marcas comerciales o marcas registradas de sus respectivos propietarios. Las fuentes utilizadas se enumeran en el apéndice.

Bendis Saage

Metabolismo Acelerado: Cura Metabólica Natural sin HCG

Optimiza tu metabolismo con un plan de 30 días para activar la quema de grasa y restablecer el equilibrio hormonal

60 Fuentes
42 Diagramas
42 Imágenes
8 Ilustraciones

Queridos lectores,

les agradecemos de corazón que hayan elegido este libro. Con su elección, no solo nos han brindado su confianza, sino también parte de su valioso tiempo. Lo apreciamos mucho.

¿Desea optimizar su metabolismo de manera natural y perder peso de forma sostenible? Este libro presenta un enfoque científicamente fundamentado para la optimización del metabolismo, sin hormonas artificiales. La cura metabólica de 30 días combina una dieta cetogénica con un programa de ejercicio equilibrado, teniendo en cuenta los mecanismos de regulación naturales del cuerpo. Recibirá un plan estructurado con recomendaciones dietéticas prácticas y ejercicios efectivos para activar el metabolismo. El concepto explica de manera comprensible las interrelaciones biológicas y muestra cómo puede resolver bloqueos metabólicos y mejorar su flexibilidad metabólica. A través de la combinación de una dieta cetogénica, ejercicio específico y un reinicio metabólico, logrará una transformación sostenible de su balance energético. Comience ahora con esta guía práctica hacia una vida más saludable con un metabolismo que funcione de manera óptima.

Esta guía le proporciona información comprensible y práctica sobre un tema complejo. Gracias a herramientas digitales desarrolladas internamente que también utilizan redes neuronales, pudimos realizar investigaciones exhaustivas. El contenido se ha estructurado de manera óptima y desarrollado hasta la versión final para proporcionarle una visión general bien fundamentada y de fácil acceso. El resultado: obtiene una visión integral y se beneficia de explicaciones claras y ejemplos ilustrativos. El diseño visual también se ha optimizado mediante este método avanzado para que pueda captar y utilizar la información rápidamente.

Nos esforzamos por la máxima precisión, pero agradecemos cualquier indicación de posibles errores. Visite nuestro sitio web para encontrar las últimas correcciones y adiciones a este libro. Estas también se incorporarán en futuras ediciones.

¡Esperamos que disfrute leyendo y descubriendo cosas nuevas! Si tiene sugerencias, críticas o preguntas, esperamos sus comentarios. Solo mediante el intercambio activo con ustedes, los lectores, las futuras ediciones y obras podrán ser aún mejores. ¡Manténgase curioso!

Bendis Saage

Saage Media GmbH - Equipo

- www.SaageBooks.com/es
- support@saagemedia.com
- Spinnereistraße 7 - c/o SpinLab – The HHL Accelerator, 04179 Leipzig, Germany

Acceso rápido al conocimiento

Para garantizar una experiencia de lectura óptima, nos gustaría familiarizarle con las características principales de este libro:

- **Estructura Modular:** Cada capítulo es independiente y puede leerse sin depender de los demás.
- **Investigación Exhaustiva:** Todos los capítulos se basan en una investigación exhaustiva y están respaldados por referencias científicas. Los datos mostrados en los diagramas sirven para una mejor visualización y se basan en suposiciones, no en los datos proporcionados en las fuentes. Una lista completa de fuentes y créditos de imágenes se encuentra en el apéndice.
- **Terminología Clara:** Los términos técnicos subrayados se explican en el glosario.
- **Resúmenes de Capítulos:** Al final de cada capítulo, encontrará resúmenes concisos que le dan una visión general de los puntos clave.
- **Recomendaciones Concretas:** Cada subcapítulo concluye con una lista de consejos específicos para ayudarle a poner en práctica lo aprendido.

Materiales adicionales de bonificación en nuestro sitio web

En nuestro sitio web, planeamos poner a su disposición los siguientes materiales exclusivos:

- Contenido adicional y capítulos extra
- Un resumen general compacto
- Una versión de radioteatro. (En planificación)

El sitio web está actualmente en construcción.

www.SaageBooks.com/es/
cura_metabolica_sin_hcg-bonus-UBNOUB

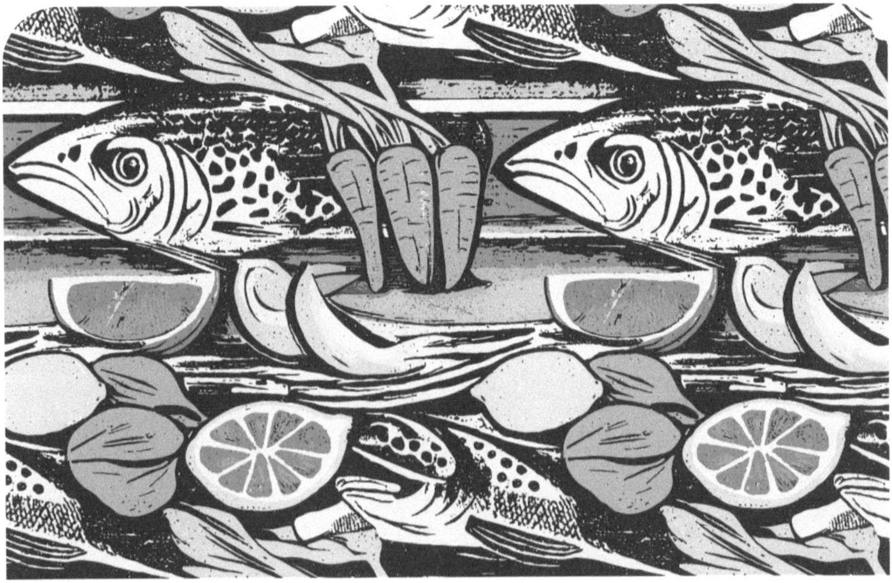

Índice

1. Fundamentos del metabolismo

¿Por qué algunas personas no pierden peso a pesar de hacer dieta, mientras que otras parecen reducir su peso sin esfuerzo? El metabolismo humano sigue reglas complejas que van más allá de simples cálculos de calorías. Una cura metabólica específica puede activar estos procesos naturales y poner al cuerpo en un modo óptimo de quema de grasa. Los siguientes 30 días transformarán su metabolismo de manera sostenible, sin hormonas artificiales ni preparados de alto riesgo. Descubra cómo su cuerpo puede utilizar eficazmente sus propias reservas de grasa.

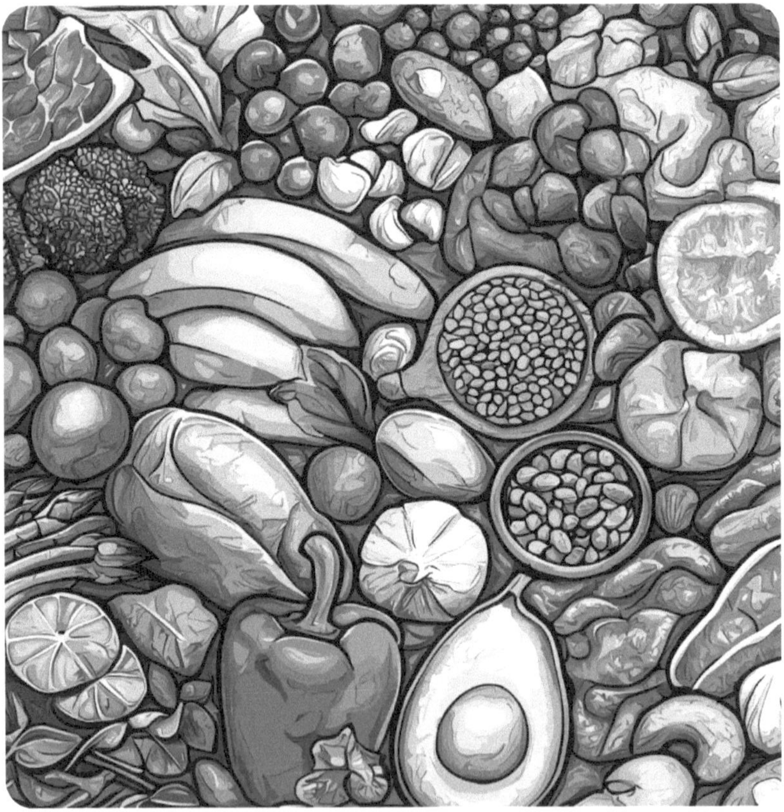

1. 1 Ventajas sin hormonas

Un metabolismo optimizado es la base para una gestión del peso sostenible y el bienestar. En lugar de recurrir a hormonas, este programa de metabolismo utiliza mecanismos propios del cuerpo, como la estimulación de la hormona del crecimiento y la optimización de la función tiroidea. Investiga los beneficios de la restricción calórica, el ayuno intermitente y una dieta rica en fibra: estrategias que no solo activan la quema de grasa, sino que también mejoran la sensibilidad a la insulina y la salud intestinal. Este enfoque natural evita los riesgos de las intervenciones hormonales y promueve cambios positivos a largo plazo. Descubra ahora cómo optimizar su metabolismo sin hormonas y fortalecer su salud de manera sostenible.

Una exitosa cura de metabolismo se basa en la activación de los mecanismos de regulación del propio cuerpo a través de métodos naturales como la restricción calórica, el ayuno intermitente y una dieta rica en fibra, en lugar de recurrir a hormonas externas.

Optimización natural del metabolismo

Un metabolismo optimizado es la clave para una gestión del peso sostenible y un bienestar general. En lugar de recurrir a hormonas externas, la optimización natural del metabolismo se centra en los procesos internos del cuerpo. Un camino implica la influencia de la hormona del crecimiento. Hormonas que liberan hormona del crecimiento, mensajeros endógenos, pueden estimular la secreción pulsátil de la hormona del crecimiento. Esto puede tener un efecto positivo en la composición corporal y el metabolismo, reduciendo la grasa visceral y mejorando los niveles de lípidos en sangre, sin afectar negativamente la sensibilidad a la insulina [s1]. Estos efectos positivos sobre el riesgo cardiovascular parecen ser independientes de la masa total de grasa y podrían mediarse a través de una reducción de los marcadores de riesgo [s1]. Otro aspecto importante es la tiroides. Las hormonas tiroideas influyen fuertemente en el metabolismo, pero una sobredosis conlleva riesgos para la salud del metabolismo y el corazón [s2]. Por lo tanto, una dieta equilibrada y métodos naturales son preferibles a la manipulación hormonal [s2]. El ayuno intermitente (IF) ofrece otro enfoque. IF cambia el metabolismo de la quema de glucosa a la quema de grasa y cetonas, una vez que las reservas de glucógeno se agotan después de 12 a 36 horas [s3]. Este "interruptor metabólico" convierte

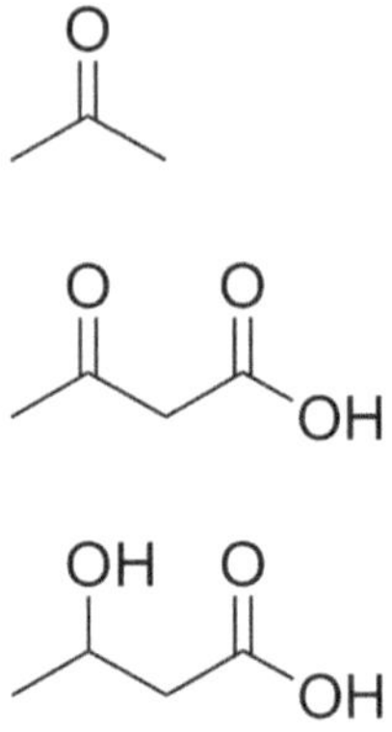

Cetona [i1]

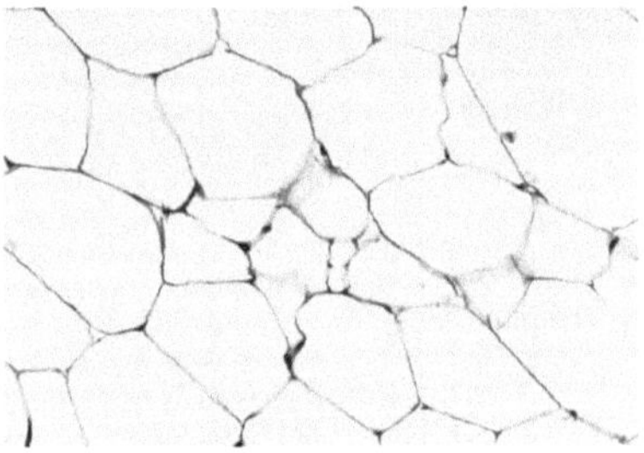
Grasa visceral [i2]

las cetonas en la principal fuente de energía para el cerebro y el cuerpo, preserva la masa muscular y puede mejorar la movilización de grasa y la sensibilidad a la insulina en personas con sobrepeso [s3]. Además, IF tiene un efecto antiinflamatorio, puede reducir el riesgo de enfermedades metabólicas, mejorar la presión arterial y los niveles de colesterol e incluso tener efectos neuroprotectores [s3]. Quienes comienzan con IF podrían, por ejemplo, limitar la ingesta de alimentos a una ventana de ocho horas durante dos días a la semana y comer normalmente en los días restantes.

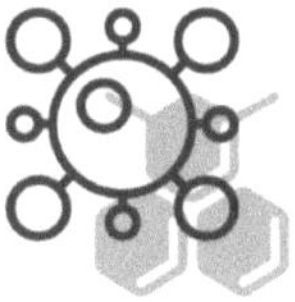

Activación del metabolismo

Comparación: métodos naturales vs. hormonales

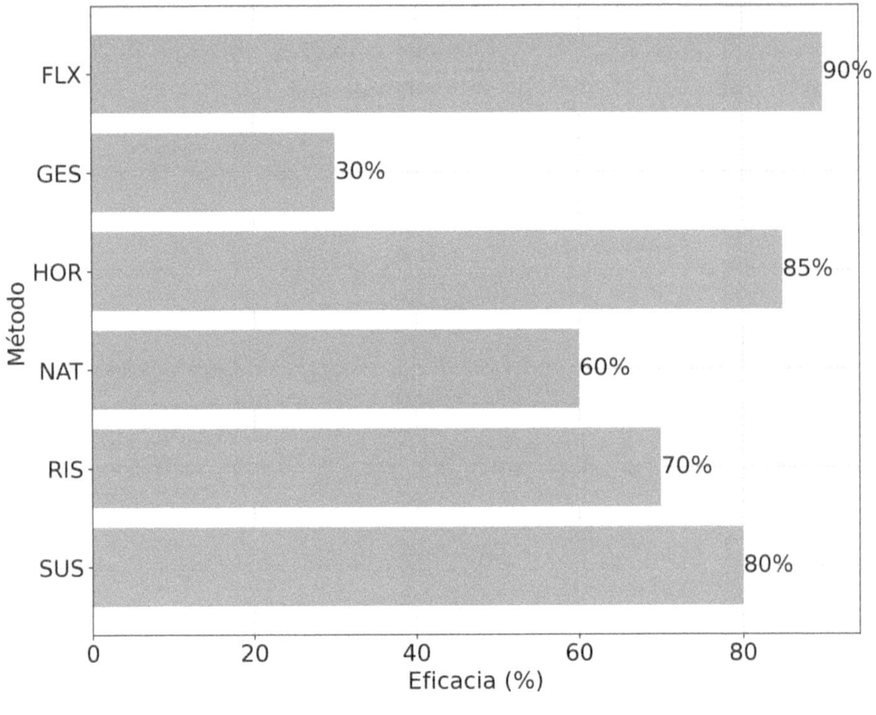

FLX: Flexibilidad

GES: Velocidad

HOR: Método hormonal

NAT: Optimización natural

RIS: Riesgo

SUS: Sostenibilidad

La optimización natural del metabolismo funciona significativamente mejor que el enfoque hormonal en áreas como la sostenibilidad, el riesgo y la flexibilidad. Los métodos hormonales muestran una pérdida de peso más rápida, pero con posibles efectos secundarios y un efecto a largo plazo limitado.

Mecanismos de regulación propios del cuerpo

El cuerpo humano cuenta con mecanismos complejos para la autorregulación del metabolismo, que van más allá de la mera consideración de hormonas individuales. Estos mecanismos de regulación interactúan y responden dinámicamente a diversas influencias como la ingesta de alimentos, la actividad física y el sueño. Restricción calórica, es decir, la reducción consciente de la ingesta calórica, tiene un impacto duradero en estos procesos [s4]. No solo influye en la composición corporal, sino que también modula la secreción de insulina, la actividad de las hormonas tiroideas y la eficiencia de las mitocondrias, las centrales eléctricas de las células. Curiosamente, estos ajustes a menudo se mantienen incluso cuando se mantiene el peso después de una dieta. Así, una mayor sensibilidad a la insulina puede contribuir a un nivel de azúcar en sangre más estable a largo plazo. La tiroides, que juega un papel central en el metabolismo, también reacciona a la ingesta calórica. Sus hormonas regulan, entre otras cosas, el consumo de energía y la temperatura corporal. La eficiencia energética mitocondrial, a su vez, determina cuán efectivamente el cuerpo obtiene energía de los nutrientes. Una mayor eficiencia significa que hay más energía disponible para las funciones celulares y se pierde menos como calor. Además de la restricción calórica, el ayuno intermitente (IF) también ofrece oportunidades para influir positivamente en los mecanismos de regulación del cuerpo [s5]. El IF no solo afecta el metabolismo al estimular la quema de grasa, sino que también influye en el reloj interno del cuerpo, el ritmo circadiano. Un ritmo circadiano estable es importante para numerosos procesos metabólicos, la producción de hormonas y el ciclo de sueño-vigilia. Quien apoya su ritmo circadiano mediante horarios regulares de sueño y comidas puede optimizar su metabolismo. Otro efecto positivo del IF se manifiesta en el intestino: la composición de la flora intestinal, también llamada microbiota, cambia. Una flora intestinal saludable es importante para la digestión, la absorción de nutrientes y el sistema inmunológico, y también juega un papel en la regulación del metabolismo. Las bacterias en el intestino producen ácidos grasos de cadena corta, que a su vez pueden tener efectos positivos en el metabolismo y la salud. Al reducir las horas de comida diarias, el IF también puede disminuir la ingesta total de energía y así reducir el riesgo de sobrepeso. Además de la restricción calórica y el IF, la ingesta de fibra juega un papel importante en un metabolismo saludable [s6]. Las fibras, que se encuentran principalmente en alimentos vegetales, también promueven una flora intestinal saludable y contribuyen a mejorar la sensibilidad a la insulina. Así, una dieta rica en fibra, que incluya por ejemplo productos integrales, verduras y frutas, puede reducir el riesgo de diabetes tipo 2. La fermentación de las fibras en el intestino produce ácidos grasos de cadena corta (SCFAs), que pueden tener efectos positivos en la salud. Un alto contenido de fibra en la dieta se asocia con una reducción de la inflamación y un menor riesgo de enfermedades crónicas. Las fibras pueden mejorar la motilidad intestinal y prevenir el estreñimiento, lo que también contribuye a la salud general. A través de la interacción de estos diferentes mecanismos de regulación, el cuerpo puede controlar su metabolismo de manera efectiva y adaptarse a las condiciones cambiantes. Una dieta equilibrada, ejercicio regular y suficiente sueño son factores importantes para apoyar óptimamente estos procesos corporales y promover la salud a largo plazo.

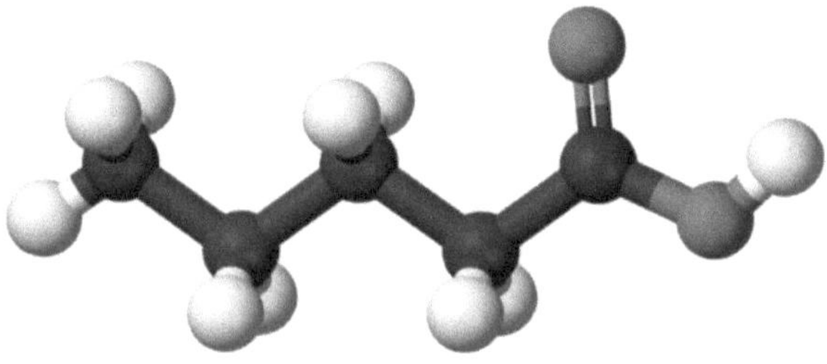

Ácidos grasos de cadena corta [i3]

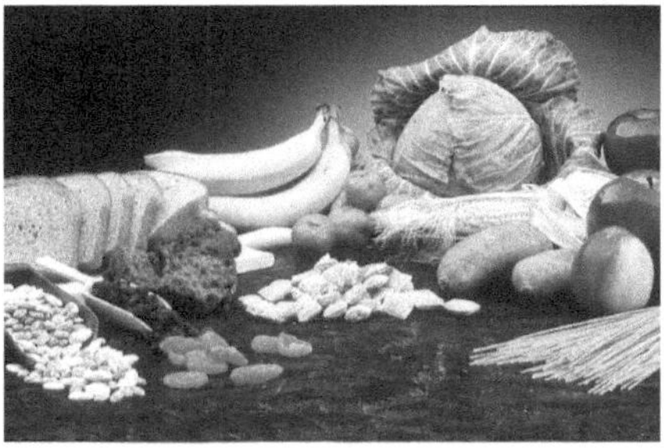

Fibra dietética [i4]

Ácidos grasos de cadena corta (SCFAs)

Los ácidos grasos de cadena corta, que se producen a través de la fermentación de fibras en el intestino, tienen efectos positivos en el metabolismo y la salud intestinal. Una cura metabólica sin HCG puede estimular la producción de estos ácidos grasos.

Ayuno intermitente (IF)

El ayuno intermitente es un patrón de alimentación en el que se alternan períodos de comida con períodos de ayuno. Puede estimular el metabolismo, promover la quema de grasa y mejorar la sensibilidad a la insulina, sin necesidad de recurrir a hormonas.

Restricción calórica

Una ingesta calórica reducida puede influir positivamente en el metabolismo al promover la quema de grasa y aumentar el metabolismo basal. Esto puede llevar a una pérdida de peso sin necesidad de utilizar hormonas.

Secreción de insulina

La secreción de insulina, que es regulada por el páncreas, juega un papel importante en el control del nivel de azúcar en sangre. A través de una cura metabólica sin HCG, se puede mejorar la sensibilidad a la insulina y optimizar la producción natural de insulina.

Mecanismos reguladores del cuerpo

Distribución de los sistemas reguladores internos.

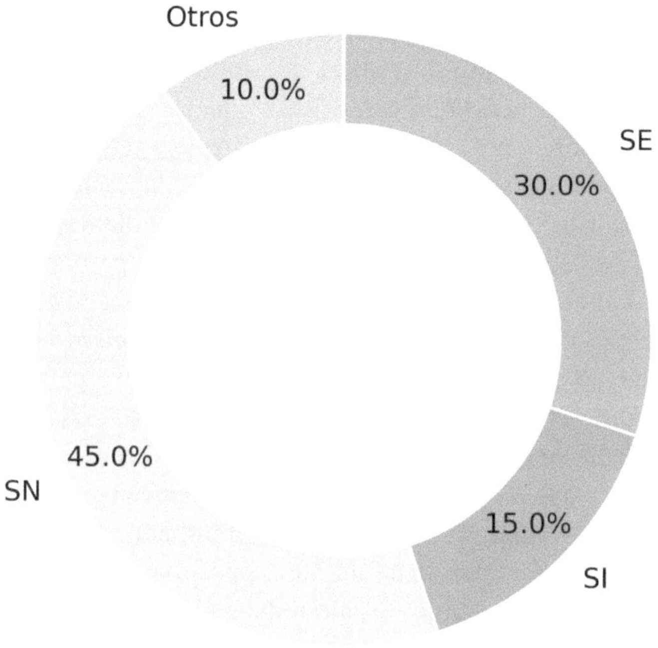

Otros: Otros reguladores (p. ej., microbioma intestinal)

SE: Sistema Endocrino

SI: Sistema Inmunológico

SN: Sistema Nervioso

La visualización destaca la interconexión de los sistemas reguladores del cuerpo. Si bien el sistema nervioso juega un papel dominante en las respuestas rápidas, los sistemas endocrino e inmunológico contribuyen significativamente a la regulación metabólica general, lo que demuestra la importancia de un enfoque holístico para la salud metabólica.

Adaptación metabólica sostenible

Las adaptaciones metabólicas sostenibles tienen como objetivo optimizar el metabolismo a largo plazo y no solo lograr éxitos a corto plazo. Un aspecto importante es evitar el efecto yo-yo, que a menudo ocurre después de las dietas. En lugar de una rápida pérdida de peso mediante medidas radicales, se trata de establecer hábitos saludables que influyan positivamente en el metabolismo de manera duradera. Las ventajas mencionadas en el capítulo anterior del ayuno intermitente (AI) contribuyen significativamente a este cambio sostenible. Así, la transición inducida por el AI hacia la quema de grasa y cetonas – el llamado interruptor metabólico – no solo puede apoyar la reducción de peso, sino también optimizar las funciones fisiológicas e incluso ralentizar los procesos de envejecimiento [s7]. Otra ventaja del AI es la promoción del desarrollo o mantenimiento muscular, lo que a su vez aumenta el metabolismo basal y facilita el control del peso a largo plazo [s7]. Quien, por ejemplo, realiza entrenamiento de fuerza tres veces por semana y además practica AI, puede beneficiarse de este efecto sinérgico. Además, la transición del metabolismo también tiene un efecto positivo en la sensibilidad a la insulina, lo que reduce el riesgo de enfermedades metabólicas como la diabetes tipo 2. Por lo tanto, una adaptación metabólica sostenible no solo implica el control del peso, sino también la mejora de la salud general y el bienestar.

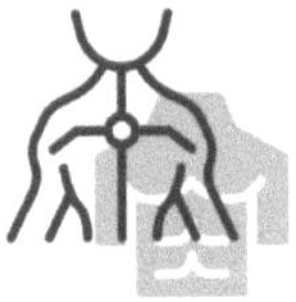

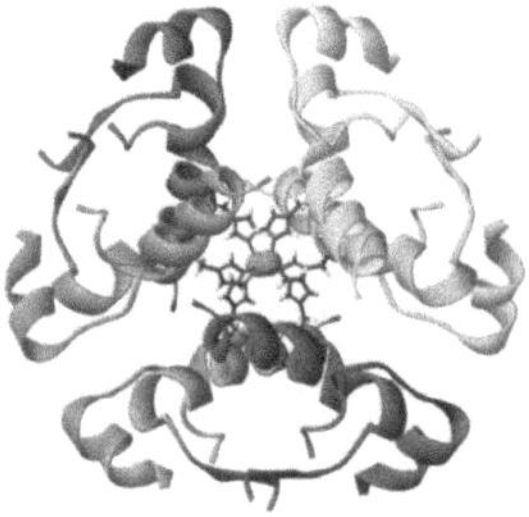

Insulina [i5]

Bueno saber

Ayuno intermitente

El ayuno intermitente (AI) es un patrón de alimentación que se caracteriza por períodos de comida limitados en el tiempo y fases más largas de ayuno. En el contexto de una dieta metabólica sin HCG, el AI puede apoyar el metabolismo mediante la transición a la quema de grasa y así contribuir a una reducción de peso sostenible.

Efecto yo-yo

El efecto yo-yo describe el fenómeno de la pérdida y ganancia de peso repetida, a menudo después de finalizar una dieta restrictiva, y puede ser evitado mediante una dieta metabólica sin HCG, ya que se enfoca en cambios sostenibles.

Interruptor metabólico

El interruptor metabólico se refiere a la transición del cuerpo de la quema de glucosa (azúcar) como fuente de energía primaria a la quema de grasa y cetonas. Una dieta metabólica sin HCG puede activar este interruptor y así promover la quema de grasa.

Sensibilidad a la insulina

La sensibilidad a la insulina se refiere a la capacidad del cuerpo para responder a la hormona insulina, que regula el azúcar en la sangre. Una dieta metabólica sin HCG puede mejorar la sensibilidad a la insulina y así reducir el riesgo de enfermedades metabólicas como la diabetes tipo 2.

Adaptación Metabólica a lo Largo del Tiempo

Ilustra los cambios metabólicos durante una dieta sin HCG.

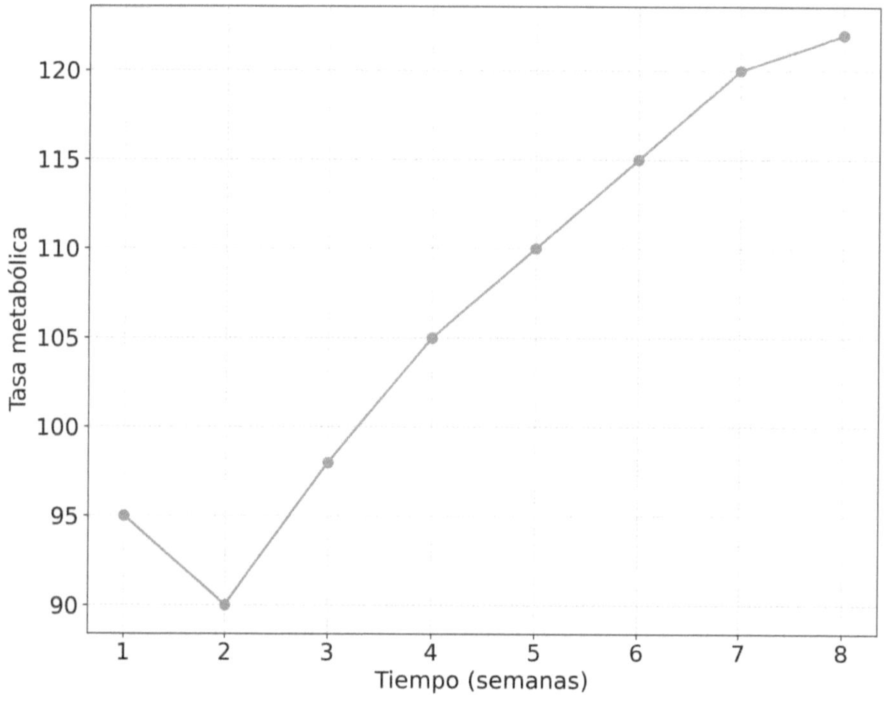

Este gráfico muestra una mejora constante en la función metabólica durante el período observado. La caída inicial sugiere una fase de ajuste, seguida de un progreso constante, lo que indica una adaptación exitosa a los cambios en la dieta. Esta mejora sostenida sugiere beneficios a largo plazo sin el uso de hormonas.

Consejos concretos

- Integra unidades cortas e intensas de movimiento en tu vida diaria, como subir escaleras o hacer sprints cortos, para estimular la producción de hormonas de crecimiento.
- Bebe suficiente agua, especialmente antes de las comidas, para aumentar la sensación de saciedad y apoyar los procesos metabólicos.
- Varía tus alimentos para incorporar una amplia gama de nutrientes y mantener la flora intestinal diversa.
- Presta atención a horarios de sueño regulares y a una duración adecuada de sueño para estabilizar el ritmo circadiano y optimizar la producción hormonal.
- Opta por alimentos con alto contenido de fibra, como semillas de lino o chía, que puedes mezclar en yogur o batidos, para promover la digestión y el metabolismo.
- Incorpora técnicas de relajación como yoga o meditación en tu rutina diaria para reducir el estrés y apoyar el equilibrio hormonal.
- Disfruta de tus comidas de manera consciente y lenta, para percibir mejor las señales de saciedad de tu cuerpo y evitar antojos.
- Experimenta con diferentes métodos de ayuno para encontrar la variante óptima para ti y estimular tus procesos metabólicos.
- Pasa tiempo en la naturaleza para estimular tu producción de vitamina D, que es importante para el metabolismo y el sistema inmunológico.
- Escucha a tu cuerpo y respeta sus necesidades de descanso y movimiento para promover tu salud y bienestar a largo plazo.

1. 2 Comprender el metabolismo

Un metabolismo funcional es esencial para la salud y el bienestar. No solo regula la producción de energía y la construcción de estructuras corporales, sino que también influye en funciones celulares específicas y en la defensa inmunológica. Las alteraciones en el metabolismo pueden llevar a enfermedades graves como el síndrome metabólico o problemas cardiovasculares. La regulación natural del metabolismo es un complejo juego de hormonas, enzimas y vías de señalización. Las hormonas tiroideas y mecanismos como el cambio metabólico durante el ayuno juegan un papel crucial. Comprender estos procesos es la clave para una exitosa cura metabólica. Descubra en el siguiente capítulo cómo puede apoyar su metabolismo de manera óptima y activar su quema de grasa natural.

Los procesos metabólicos no solo son responsables de la obtención de energía, sino que también influyen en funciones celulares específicas, como por ejemplo, las reacciones inmunitarias, el crecimiento celular y la diferenciación.

Procesos metabólicos biológicos

Los procesos metabólicos biológicos son procesos dinámicos que mantienen vivo al organismo. Incluyen la construcción y descomposición de sustancias (Anabolismo y Catabolismo) para la obtención de energía, la construcción de estructuras corporales y el mantenimiento de funciones vitales [s8]. En este contexto, diferentes vías metabólicas juegan un papel, como la glucólisis, que descompone la glucosa, y la fosforilación oxidativa, que produce energía en las mitocondrias [s8]. Curiosamente, las células cancerosas, incluso con suficiente oxígeno, utilizan en mayor medida la glucólisis (efecto Warburg) [s8]. Esta actividad metabólica alterada conduce a una acidificación del microambiente tumoral, lo que a su vez favorece el crecimiento tumoral [s8]. De manera similar a la glucólisis en células cancerosas, ciertas células inmunitarias, los macrófagos tipo M1, también dependen de esta vía metabólica para cumplir con sus funciones proinflamatorias [s9]. En contraste, los macrófagos M2, que están involucrados en la reparación de tejidos, utilizan la fosforilación oxidativa [s9]. Estos ejemplos muestran cómo los procesos metabólicos no solo regulan la provisión de energía, sino que también influyen en funciones celulares específicas. Las hormonas tiroideas T3 y T4 también están involucradas en la regulación del metabolismo [s10]. Influyen en la tasa metabólica basal, el consumo de oxígeno y la

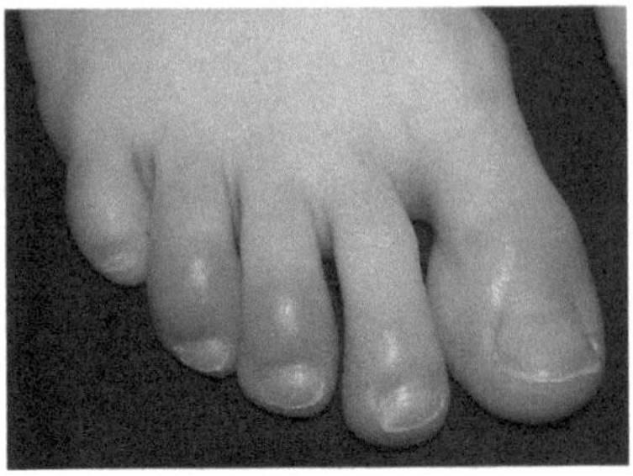

inflamación [i6]

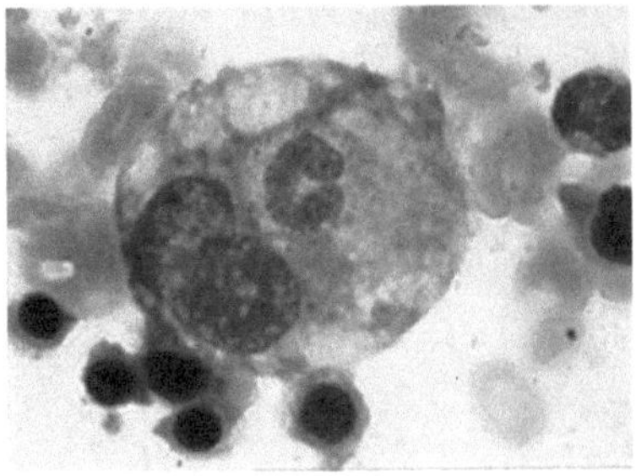

Macrófago [i7]

producción de energía [s10]. Actúan sobre el metabolismo de carbohidratos, la descomposición de grasas (lipólisis) y el metabolismo de proteínas [s10]. La hormona del crecimiento también se ve afectada por las hormonas tiroideas, ya que actúan sinérgicamente en el crecimiento óseo [s10]. Las hormonas T3 y T4 son lipofílicas, lo que significa que requieren proteínas de transporte en la sangre. Solo una pequeña parte de las hormonas circula libremente y puede penetrar en las células [s10]. La hormona T4 se convierte en el activo T3 en varios tejidos a través de las deiodinasas [s10]. Otra adaptación del metabolismo ocurre durante el ayuno, el llamado cambio metabólico [s11]. En este caso, el cuerpo cambia de la utilización de glucosa a la utilización de ácidos grasos y cuerpos cetónicos como fuente de energía [s11]. Esto sucede cuando las reservas de glucógeno en el hígado se agotan y la descomposición de grasas en el tejido adiposo aumenta [s11]. Los cuerpos cetónicos sirven entonces como sustrato energético para los músculos y el cerebro [s11]. El cambio metabólico es regulado por vías de señalización como PPAR-α y SIRT1, que promueven la oxidación de ácidos grasos y la formación de nuevas mitocondrias en las células musculares [s11]. Este cambio puede mejorar la sensibilidad a la insulina y reducir los marcadores de inflamación [s11]. Las inflamaciones, a su vez, están estrechamente relacionadas con los procesos metabólicos y las enfermedades [s12]. Existe una fuerte conexión entre la obesidad y las inflamaciones sistémicas [s12]. El tejido adiposo inflamado libera mensajeros que intensifican tanto las inflamaciones locales como sistémicas [s12]. El síndrome metabólico, que incluye obesidad abdominal, trastornos del metabolismo de grasas, hipertensión y resistencia a la insulina, aumenta el riesgo de enfermedades cardiovasculares [s12]. Para el tratamiento, se requiere un enfoque holístico que considere tanto los síntomas como las enfermedades metabólicas asociadas para reducir las inflamaciones sistémicas [s12]. Incluso una reducción de peso puede aliviar los síntomas y aumentar la efectividad de los tratamientos [s12]. En última instancia, se demuestra

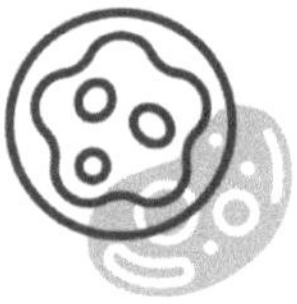

que los procesos metabólicos forman una red compleja que está estrechamente vinculada a otros sistemas como el sistema inmunológico y el sistema hormonal.

Bueno saber

Anabolismo

En el contexto de una dieta metabólica, el anabolismo describe la construcción de moléculas complejas a partir de componentes simples. Este proceso es importante para el desarrollo de masa muscular y la regeneración del cuerpo, especialmente después de fases de restricción calórica.

Catabolismo

El catabolismo es la descomposición de moléculas complejas, como las reservas de grasa, para la obtención de energía. Una dieta metabólica puede influir de manera específica en el catabolismo para promover la quema de grasa.

Fosforilación oxidativa

La fosforilación oxidativa es el principal proceso de obtención de energía en las células. En las mitocondrias, se produce energía utilizando oxígeno. Una dieta metabólica puede influir en la eficiencia de la fosforilación oxidativa.

Síndrome metabólico

El síndrome metabólico es una combinación de factores de riesgo como grasa abdominal, hipertensión, niveles elevados de lípidos en sangre y resistencia a la insulina, que aumentan el riesgo de enfermedades cardiovasculares y diabetes tipo 2. Una dieta metabólica puede ayudar a mejorar los componentes individuales del síndrome metabólico.

Tasa Metabólica Durante la Dieta

Tendencia ilustrativa de la tasa metabólica basal (TMB) durante una dieta sin HCG.

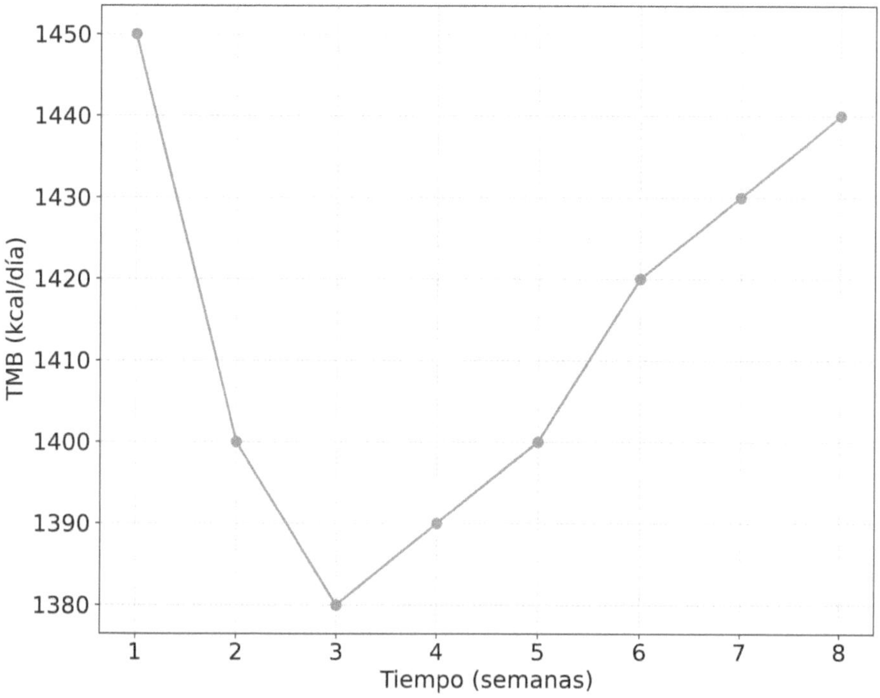

El gráfico muestra una posible caída inicial en la tasa metabólica, seguida de una estabilización gradual y un posible ligero aumento. Esto ilustra la adaptación del cuerpo a la reducción de la ingesta calórica, lo que demuestra la importancia de apoyar la función metabólica durante una dieta.

Regulación natural del metabolismo

El metabolismo humano está sujeto a una regulación natural compleja, que es controlada por hormonas y otros factores. Un importante circuito regulador involucra las hormonas tiroideas T3 y T4. El control de estas hormonas comienza en el hipotálamo, que libera la hormona liberadora de tirotropina (TRH). A su vez, la TRH estimula la hipófisis para la producción de la hormona estimulante de la tiroides (TSH). La TSH llega a la tiroides a través del torrente sanguíneo y estimula la producción y liberación de T3 y T4 [s13]. Estas hormonas influyen en numerosos procesos metabólicos en el cuerpo, incluyendo el metabolismo basal, el consumo de energía y la utilización de carbohidratos, grasas y proteínas. Por lo tanto, un equilibrio adecuado de las hormonas tiroideas es esencial para un metabolismo que funcione de manera óptima. Otra forma de regulación natural del metabolismo es el ayuno intermitente (IF). El IF incluye diferentes patrones de alimentación con períodos de comida limitados en el tiempo y fases más largas sin o con ingesta calórica reducida [s14]. A través del cambio rítmico entre la ingesta de alimentos y los períodos de ayuno, se produce una reestructuración metabólica, donde el cuerpo cambia de la utilización de glucosa a la utilización de ácidos grasos y cuerpos cetónicos como fuente de energía. Este proceso, también conocido como cambio metabólico, está profundamente arraigado evolutivamente y sirve para preservar la masa muscular, movilizando reservas de grasa y descomponiéndolas a través de la oxidación de ácidos grasos [s14]. Así, una persona que practica IF puede mantener su masa muscular a través del aumento de la quema de grasa, incluso si la ingesta calórica total se reduce. El IF no solo puede influir positivamente en la composición corporal, sino que también puede promover la salud cardiovascular y las funciones cognitivas [s14]. A través del cambio a la utilización de ácidos grasos y cetonas, se pueden mejorar la presión arterial y la variabilidad de la frecuencia cardíaca. Además, el IF

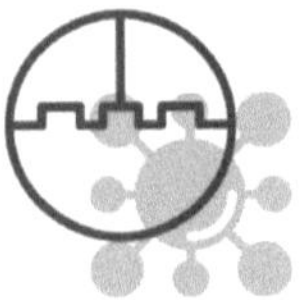

estimula factores neurotróficos, que apoyan el crecimiento y la conexión de las células nerviosas en el cerebro [s14].

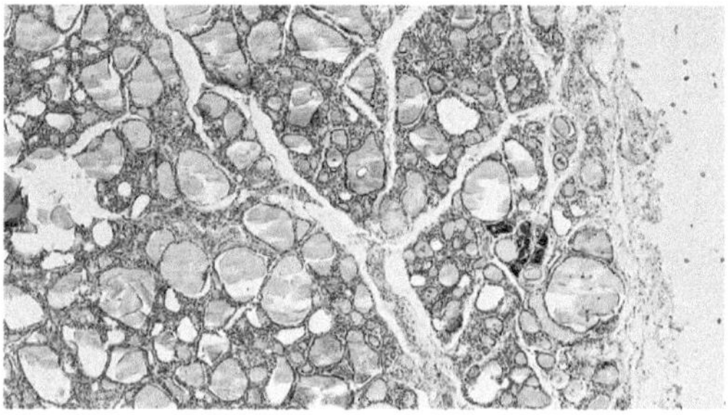

tiroides [i8]

Bueno saber

Factores neurotróficos

Los factores neurotróficos son proteínas que apoyan el crecimiento, la supervivencia y la función de las células nerviosas. Juegan un papel importante en la salud del cerebro y pueden ser influenciados por varios factores, incluido el ayuno intermitente. Promover factores neurotróficos puede apoyar las funciones cognitivas y afectar positivamente el metabolismo de manera indirecta.

Hipotálamo

El hipotálamo es una región importante en el cerebro que actúa como centro de control para muchos procesos hormonales en el cuerpo, incluida la función tiroidea. Regula la liberación de hormonas que regulan la tiroides y, por lo tanto, juega un papel indirecto en el metabolismo. Un hipotálamo que funcione bien es importante para un equilibrio hormonal adecuado y un metabolismo saludable durante una dieta de metabolismo sin HCG.

Oxidación de ácidos grasos

La oxidación de ácidos grasos es el proceso mediante el cual se descomponen los ácidos grasos para obtener energía. Este proceso ocurre en las mitocondrias, las centrales energéticas de las células, y es especialmente importante durante el ayuno o en dietas bajas en carbohidratos. Una oxidación eficiente de ácidos grasos es crucial para la quema de grasa y puede apoyar el metabolismo durante una dieta de metabolismo sin HCG.

Distribución del Proceso Metabólico

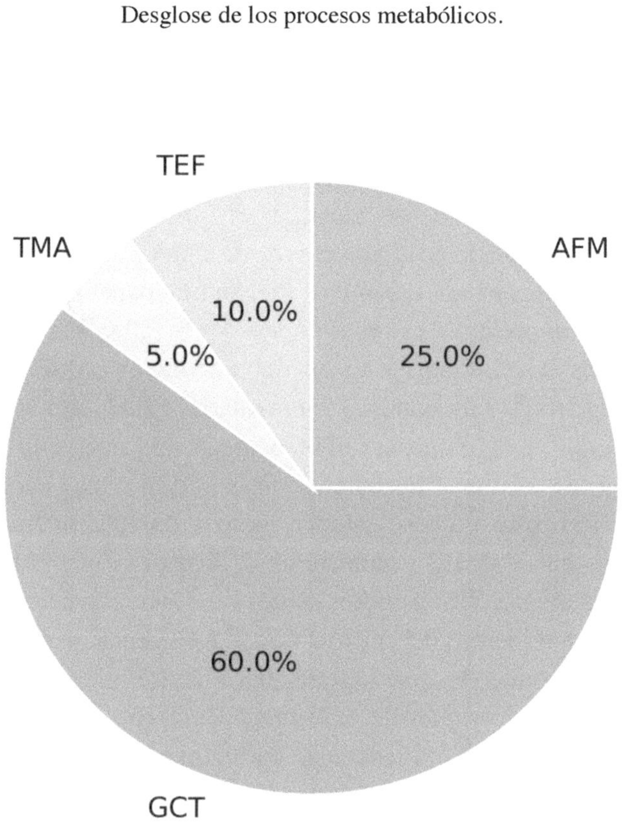

AFM: Actividad Física
GCT: Gasto Calórico Total
TEF: Efecto Térmico de los Alimentos
TMA: Termogénesis

La mayor parte de la actividad metabólica se dedica a la Tasa Metabólica Basal (TMB), lo que destaca su importancia en el mantenimiento de las funciones corporales básicas. La actividad física contribuye significativamente, mostrando el impacto del ejercicio en el gasto energético. El efecto térmico de los alimentos demuestra la energía requerida para la digestión y el procesamiento de nutrientes, mientras que la termogénesis representa la producción de calor para la regulación de la temperatura.

Funciones metabólicas básicas

Las funciones metabólicas básicas garantizan el suministro de energía y la construcción celular del organismo. Además de la obtención de energía, también regulan funciones celulares altamente específicas, como la diferenciación de células madre, cuyo desarrollo se ve influenciado por señales metabólicas [s15]. Así, la obtención de energía en el músculo cardíaco está principalmente acoplada a la oxidación de ácidos grasos, mientras que la glucosa y los cuerpos cetónicos juegan un papel secundario [s15]. Otro proceso importante es el cambio de la glucólisis anaeróbica a oxidative_phosphorylierung después del nacimiento, que se acompaña de una biogénesis mitocondrial aumentada [s15]. La glucólisis, la descomposición de la glucosa, también juega un papel importante en la proliferación de células musculares lisas vasculares (VSMCs) [s16]. Los cambios en este proceso pueden ocurrir durante la transformación fenotípica de las VSMCs y contribuir a la aparición de aterosclerosis [s16]. Curiosamente, los estudios muestran una correlación entre los genes del metabolismo del nitrógeno y los genes asociados con la enfermedad coronaria, lo que sugiere una relación entre el metabolismo del nitrógeno y la aparición de enfermedades [s16]. La regulación de la expresión génica se ve influenciada, entre otras cosas, por metabolitos que actúan como sustratos o cofactores para enzimas que modifican la cromatina [s15]. Al influir en la glucólisis y la oxidación de ácidos grasos, se puede regular la proliferación de células del músculo cardíaco. Un aumento de la glucólisis junto con la inhibición de la oxidación de ácidos grasos puede promover el crecimiento celular, mientras que un cambio a la fosforilación oxidativa aumenta la eficiencia de la reprogramación de fibroblastos a células del músculo cardíaco [s15]. Un cambio en el metabolismo también ocurre durante el ayuno, el llamado cambio metabólico [s17]. En este caso, el cuerpo cambia de la utilización de glucosa a la utilización de ácidos grasos y cuerpos

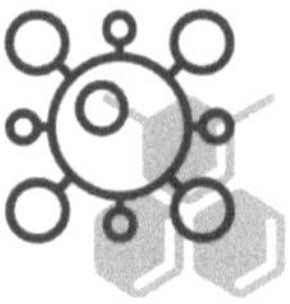

cetónicos como fuente principal de energía [s17]. Este mecanismo evolutivo sirve para preservar la masa muscular, movilizando las reservas de grasa y descomponiéndolas a través de la oxidación de ácidos grasos [s17]. Por ejemplo, alguien que ayuna regularmente puede mantener su masa muscular a pesar de una ingesta calórica reducida.

Bueno saber

Cambio metabólico

El cambio metabólico es la transición del metabolismo de la utilización de glucosa a la utilización de ácidos grasos y cuerpos cetónicos como fuente principal de energía. Esto ocurre, por ejemplo, durante el ayuno. Una dieta de metabolismo sin HCG puede promover el cambio metabólico y activar la quema de grasa.

Comparación de la tasa metabólica basal

Variaciones de la TMB en diferentes perfiles

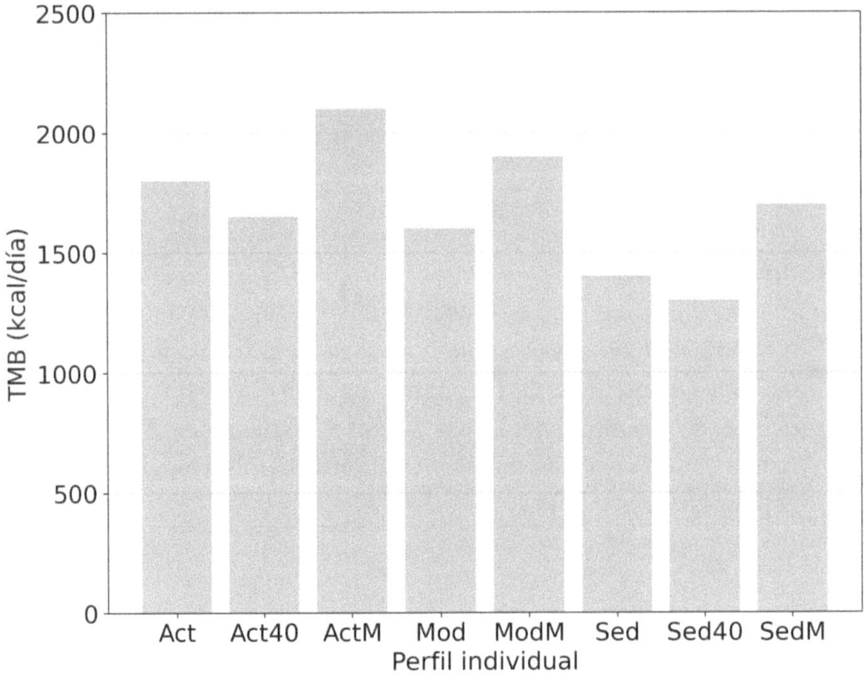

Act: Activa, 25 años, Mujer	Act40: Activa, 40 años, Mujer
ActM: Activo, 25 años, Hombre	Mod: Moderadamente activa, 25 años, Mujer
ModM: Moderadamente activo, 25 años, Hombre	Sed: Sedentaria, 25 años, Mujer
Sed40: Sedentaria, 40 años, Mujer	SedM: Sedentario, 25 años, Hombre

Este gráfico ilustra la variabilidad de la Tasa Metabólica Basal (TMB) en diferentes individuos. Factores como la edad, el nivel de actividad y la masa muscular influyen significativamente en la TMB. Las personas con una TMB más alta queman más calorías en reposo. Comprender su TMB puede ser beneficioso para adaptar los planes de dieta y ejercicio para un control de peso efectivo.

Consejos concretos

- Realice un seguimiento detallado de sus alimentos durante una semana para identificar patrones en su comportamiento alimentario y sus efectos en su nivel de energía.
- Lleve un diario metabólico en el que documente, además de su dieta, su estado de ánimo, sus hábitos de sueño y su actividad física, para descubrir conexiones.
- Investigue las necesidades nutricionales específicas de su cuerpo según la edad, el sexo y el nivel de actividad, para diseñar su dieta de manera más precisa.
- Asista a un taller o seminario sobre metabolismo para profundizar su conocimiento y aprender de expertos.
- Comparta sus particularidades metabólicas con un nutricionista o un médico y solicite asesoramiento.
- Prepare sus comidas usted mismo para mantener el control sobre los ingredientes utilizados y su calidad.
- Experimente con especias y hierbas que pueden estimular el metabolismo, como el jengibre, el chile o la cúrcuma.
- Incorpore sesiones regulares de sauna o duchas alternas en su rutina para promover la circulación y estimular el metabolismo.
- Establezca metas realistas para su programa metabólico y recompénsese por los hitos alcanzados para mantener su motivación.
- Concéntrese en los cambios positivos que puede lograr al comprender su metabolismo y celebre sus éxitos.
- Desarrolle una estrategia a largo plazo para un estilo de vida saludable que vaya más allá del programa metabólico y le brinde bienestar duradero.

1. 3 Desarrollo del programa de 30 días

"El transcurso de la dieta de 30 días se divide en tres fases: preparación, fase principal y estabilización. Cada fase presenta requisitos específicos en la alimentación y conlleva desafíos propios, como la adaptación del metabolismo o la evitación del

---

El éxito de una cura metabólica no radica solo en la fase activa de la cura, sino principalmente en la preparación exhaustiva y la estabilización a largo plazo a través de una alimentación y ejercicio adaptados.

Fase de preparación

La fase de preparación de una dieta de 30 días sin HCG sienta las bases para el éxito y minimiza posibles dificultades durante las fases más estrictas de la dieta. Esta fase tiene como objetivo aliviar el metabolismo y acostumbrarse a nuevos hábitos alimenticios. Una transición suave reduce los antojos y facilita el cambio. En la fase de preparación, nos enfocamos en eliminar alimentos poco saludables e integrar alternativas ricas en nutrientes. Reduzca gradualmente el consumo de alimentos altamente procesados, azúcar refinado, edulcorantes artificiales y ácidos grasos saturados. Observe sus reacciones para identificar dificultades individuales de manera temprana. Un día típico en la fase de preparación podría comenzar con un desayuno de yogur natural con bayas y nueces. Para el almuerzo, una ensalada con pescado a la parrilla o pechuga de pollo es adecuada, mientras que por la noche, verduras al vapor con carne magra son una buena opción. Asegúrese de consumir suficiente líquido, idealmente agua o tés de hierbas sin azúcar. Dos a tres litros al día apoyan la eliminación de productos del metabolismo. Paralelamente, comience a aumentar sus actividades deportivas o integre el ejercicio regular en su vida diaria, si aún no lo ha hecho. Caminatas diarias de 30 minutos fomentan la quema de grasa y mejoran el bienestar general. La fase de preparación también es el momento adecuado para deshacerse de los alimentos en su cocina. Elimine todos los alimentos que no están permitidos durante la dieta. Esto minimiza el riesgo de "deslices" y fortalece su voluntad. Haga listas de compras para la fase de preparación y las siguientes fases de la dieta. Esto ahorra tiempo y previene compras impulsivas. Aproveche este tiempo para informarse sobre los alimentos permitidos, recetas y métodos de preparación. Cuanto mejor preparado esté, más fácil será la transición. Otro aspecto importante de la preparación es la actitud mental. Analice sus hábitos alimenticios e identifique posibles debilidades. Lleve un diario de alimentación para hacerse consciente de sus patrones alimenticios. Esto le ayudará a reconocer y cambiar hábitos desfavorables. Establezca metas realistas y visualice su éxito.

Una actitud positiva fortalece su motivación y aumenta la probabilidad de completar la dieta con éxito. La duración de la fase de preparación varía individualmente y depende de sus hábitos alimenticios y su metabolismo. Por lo general, se recomienda una duración de tres a siete días. Escuche a su cuerpo y ajuste la duración si es necesario. Si se siente listo después de tres días, puede comenzar con la siguiente fase. Sin embargo, si siente que necesita más tiempo, extienda la fase de preparación por algunos días. La fase de preparación es crucial para el éxito de toda la dieta. Aproveche este tiempo para prepararse de manera óptima y establecer las bases para una dieta exitosa. Una preparación exhaustiva facilita la transición a las fases estrictas de la dieta y aumenta la probabilidad de alcanzar y mantener su peso deseado a largo plazo. Infórmese detalladamente sobre las diferentes fases de la dieta y elabore un plan detallado. Así podrá estar seguro de que está óptimamente preparado y de que obtendrá los mejores resultados posibles. También integre técnicas de relajación como yoga o meditación en su vida diaria para reducir el estrés y aumentar su bienestar. Un estilo de vida equilibrado apoya el éxito de la dieta y contribuye al control del peso a largo plazo.

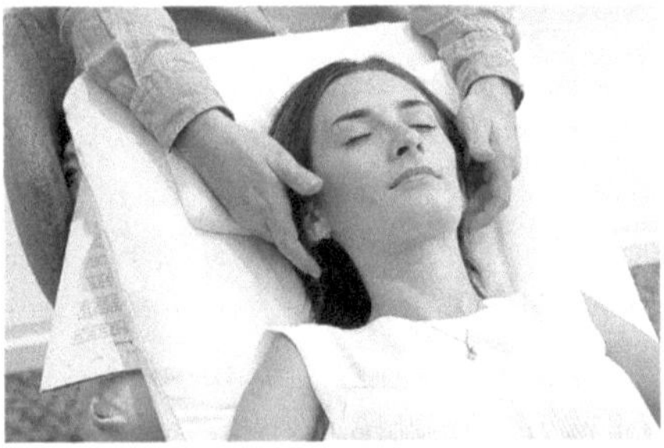

Técnicas de relajación [i9]

Ácidos grasos saturados

Los ácidos grasos saturados deben ser reducidos en la fase de preparación para preparar el cuerpo para la quema de grasa y fomentar la ingesta de grasas más saludables.

Actitud mental

La actitud mental juega un papel crucial en el éxito de la dieta. Una actitud positiva, metas realistas y autorreflexión apoyan la motivación y la perseverancia.

Diario de alimentación

Un diario de alimentación sirve para documentar y analizar los propios hábitos alimenticios. Ayuda a identificar desencadenantes de comportamientos alimentarios poco saludables y a gestionar la alimentación de manera consciente.

Productos del metabolismo

Los productos del metabolismo son desechos que se generan al procesar nutrientes. Una ingesta adecuada de líquidos es importante para eliminar estos desechos del cuerpo.

Técnicas de relajación

Las técnicas de relajación como el yoga o la meditación ayudan a reducir el estrés y aumentar el bienestar. El estrés puede afectar negativamente el metabolismo y perjudicar el éxito de la dieta.

Programa de Reinicio Metabólico de 30 Días - Fase de Preparación

Tiempo estimado de dedicación para la fase de preparación

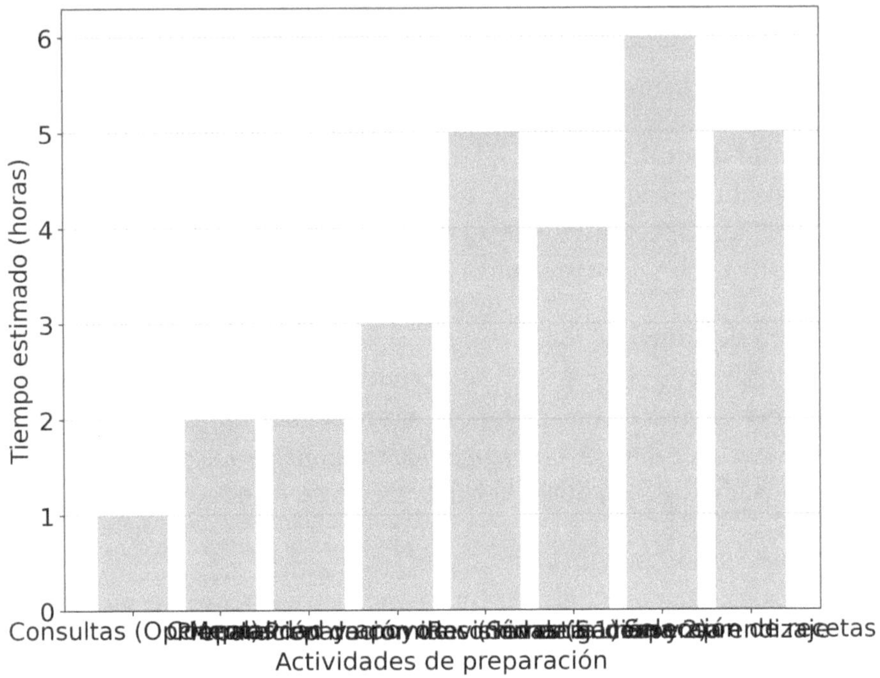

Com: Compras

Men: Mentalidad y apoyo

MP2: Preparación de comidas (Semana 2)

Rec: Selección de recetas

Con: Consultas (Opcional)

MP1: Preparación de comidas (Semana 1)

Pan: Revisión de la despensa

Res: Investigación y aprendizaje

La fase de preparación enfatiza los ajustes graduales en la dieta y los cambios en el estilo de vida. El enfoque inicial en la revisión de la despensa y la selección de recetas sugiere una inversión de tiempo significativa por adelantado. A medida que avanza la semana, el tiempo dedicado a la preparación de comidas aumenta mientras que la investigación disminuye, lo que indica un cambio hacia la aplicación práctica. La asignación de tiempo constante para la mentalidad y el apoyo destaca la importancia de la preparación mental durante toda la fase de preparación.

Fase principal de la transformación metabólica

La fase principal de la dieta metabólica de 30 días sin HCG representa el núcleo de la transformación y se centra en la reducción de la ingesta calórica. Esta fase tiene como objetivo estimular el metabolismo y maximizar la quema de grasa. La alimentación consiste principalmente en alimentos ricos en proteínas, combinados con una selección limitada de frutas, verduras y grasas saludables. Un contenido reducido de carbohidratos ayuda al cuerpo a recurrir a las reservas de grasa como fuente de energía. La composición exacta y la cantidad de calorías del plan de comidas deben adaptarse individualmente, teniendo en cuenta factores como la edad, el nivel de actividad y el estado de salud. A través del cumplimiento constante del plan de alimentación en esta fase, se busca que el cuerpo queme grasa de manera efectiva. Se recomienda también la ingesta de suficiente líquido, preferiblemente agua o tés sin azúcar. Esto apoya la eliminación de productos finales del metabolismo y contribuye al bienestar general. Un ejemplo de una comida rica en proteínas en esta fase sería pechuga de pollo a la parrilla con brócoli al vapor y una pequeña cantidad de ácidos grasos insaturados, como una cucharada de aceite de oliva.

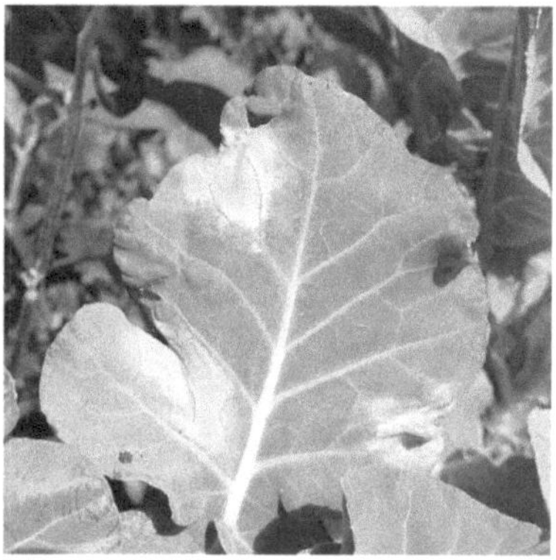

Brócoli [i10]

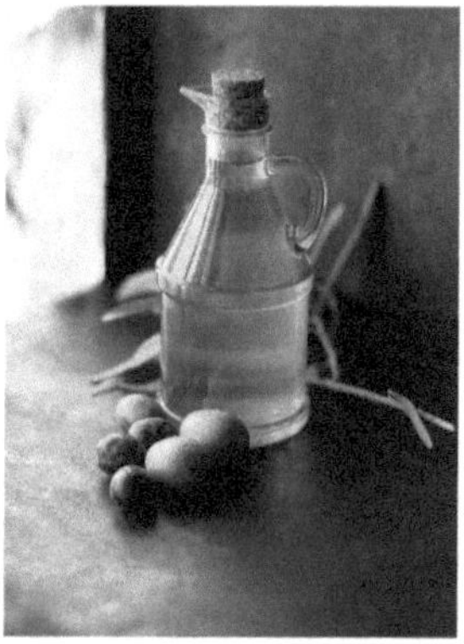

Aceite de oliva [i11]

Además de la alimentación adaptada, la actividad física regular juega un papel importante. El ejercicio no solo apoya la quema de grasa, sino que también promueve el desarrollo muscular y mejora la actividad metabólica. Elija actividades que le gusten y que pueda integrar bien en su vida diaria. Esto puede incluir caminatas diarias, andar en bicicleta, nadar o entrenamiento de fuerza. Asegúrese de aumentar lentamente la intensidad y la duración del entrenamiento para evitar sobrecargas. Durante la fase principal, pueden ocurrir diferentes reacciones físicas. Estas incluyen, entre otras, un aumento del hambre, fatiga, dolores de cabeza o problemas digestivos. Estos síntomas son generalmente temporales y suelen desaparecer después de unos días. Si las molestias persisten o se intensifican, consulte a un médico o nutricionista. Una ingesta adecuada de líquidos y un suministro equilibrado de nutrientes pueden ayudar a aliviar los síntomas. Documente sus experiencias y observaciones en un diario para seguir su progreso y realizar ajustes en su plan si es necesario. La fase principal de la dieta metabólica requiere disciplina y perseverancia. Recompénsese regularmente por sus logros, pero no con alimentos que pongan en peligro el plan. Encuentre recompensas alternativas que le brinden alegría y fortalezcan su motivación, como un baño relajante, un nuevo libro o una visita al cine. La duración de la fase principal varía según los objetivos individuales y la pérdida de peso deseada. Por lo general, se recomienda una duración de dos a tres semanas. No extienda la fase principal más allá del período recomendado sin consultar a un médico. Una duración excesiva de la fase reducida en calorías puede tener efectos negativos en el metabolismo y la salud. Tras la finalización de la fase principal, sigue la fase de estabilización, que tiene como objetivo asegurar la pérdida de peso alcanzada a largo plazo y acostumbrar el metabolismo a una ingesta calórica normal. La fase principal es un paso decisivo en el camino hacia su peso deseado y sienta las bases para un estilo de vida saludable y sostenible. Aprovechе este tiempo para cambiar sus hábitos alimenticios a largo plazo y desarrollar una nueva percepción de su cuerpo.

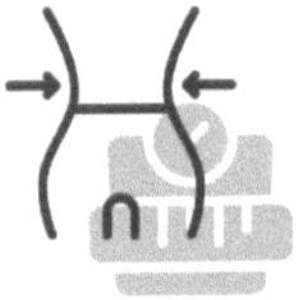

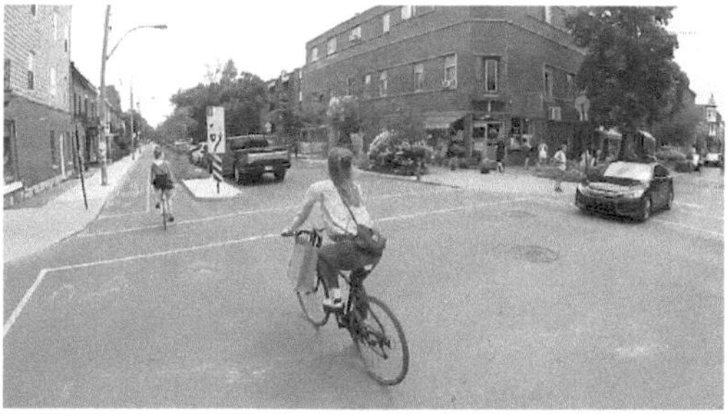

bicicleta [i12]

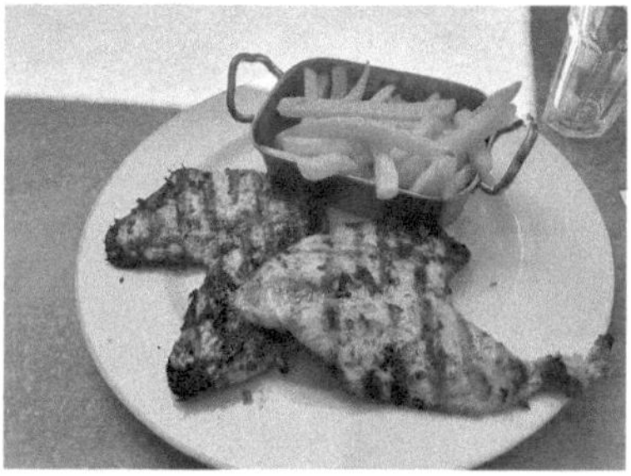

Filete de pechuga de pollo [i13]

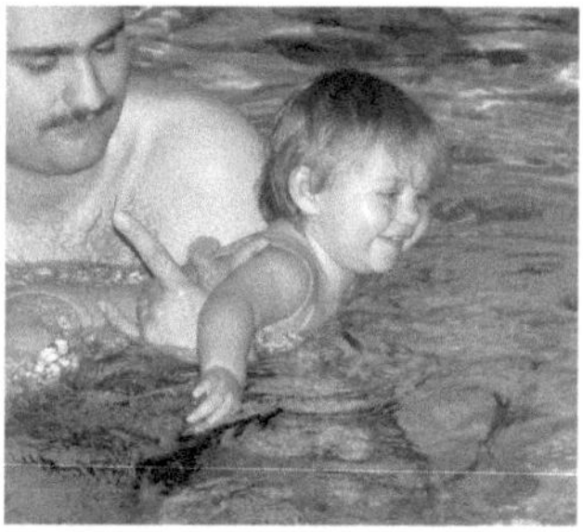

Natación [i14]

Bueno saber

Actividad metabólica

La velocidad a la que el cuerpo consume energía. El ejercicio y el movimiento fomentan la actividad metabólica.

Carbohidratos

Nutrientes que proporcionan energía rápida al cuerpo. En la dieta metabólica, se reduce la ingesta de carbohidratos para promover la quema de grasa.

Productos finales del metabolismo

Productos de desecho que se generan durante el metabolismo y deben ser eliminados. Una ingesta adecuada de líquidos apoya la eliminación.

Cambio metabólico durante un programa de 30 días

Intensidad, duración y eficacia de los cambios metabólicos durante un programa de 30 días (sin HCG).

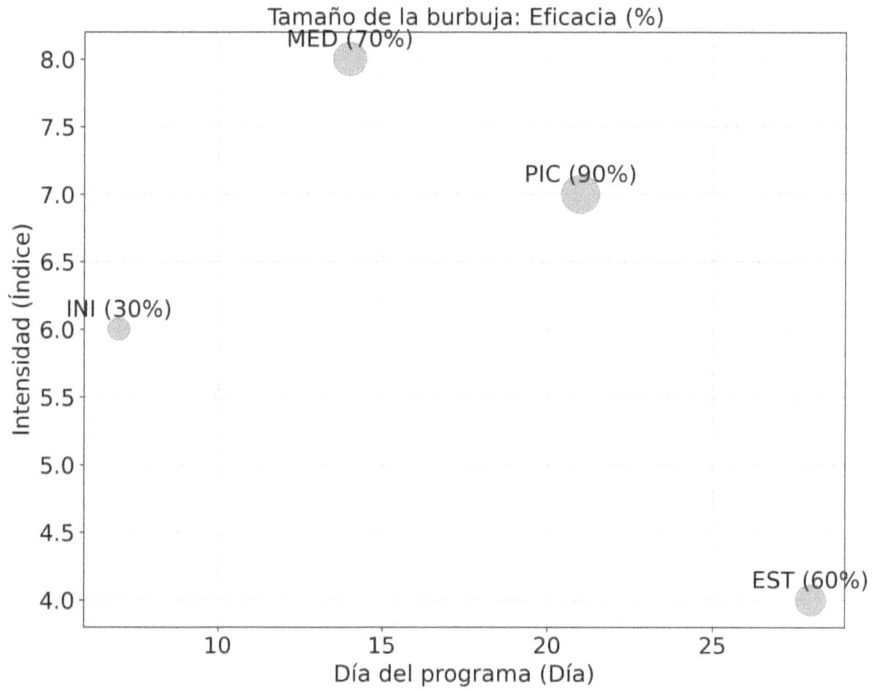

Blasengröße: Eficacia (%)

EST: Fase de estabilización	INI: Fase inicial
MED: Fase media	PIC: Fase pico

El gráfico visualiza la relación entre la intensidad y la eficacia del cambio metabólico durante las diferentes fases del programa de 30 días. Las burbujas más grandes indican una mayor eficacia. Los datos sugieren que la fase inicial muestra un rápido aumento de la intensidad con una eficacia moderada. A medida que el programa avanza, la intensidad se estabiliza mientras que la eficacia aumenta significativamente, alcanzando su punto máximo en la fase media. La fase final demuestra una disminución tanto de la intensidad como de la eficacia, lo que sugiere una estabilización de los cambios metabólicos.

Fase de estabilización

La fase de estabilización concluye el programa de 30 días de stoffwechsel sin HCG y tiene como objetivo la conservación a largo plazo del peso alcanzado. Permite al organismo adaptarse gradualmente a un aumento en la ingesta calórica y previene el temido jojoeffekt. En esta fase, la cantidad de calorías se incrementa lentamente, manteniendo el enfoque en alimentos integrales y ricos en nutrientes. Los productos procesados, el azúcar refinado y las grasas no saludables siguen siendo reducidos. En su lugar, los alimentos ricos en proteínas, verduras, frutas y grasas saludables continúan formando la base de la dieta. El aumento gradual de la ingesta calórica evita una sobrecarga del metabolismo y ayuda al cuerpo a estabilizar el nuevo peso. Se recomienda un enfoque lento para no abrumar al cuerpo y encontrar el equilibrio adecuado de manera individual. Observe cuidadosamente las reacciones de su cuerpo y ajuste la ingesta calórica en consecuencia. Si, por ejemplo, nota un aumento de peso tras un aumento moderado de calorías, reduzca la cantidad un poco hasta que encuentre el equilibrio óptimo. La fase de estabilización también es el momento ideal para consolidar los hábitos alimenticios aprendidos durante el programa e integrarlos en la vida cotidiana. Continúe prestando atención a las comidas regulares y a una adecuada ingesta de líquidos. Integre suficiente actividad física en su rutina diaria. Las actividades deportivas no solo apoyan el control del peso, sino que también fomentan el bienestar general y contribuyen a la conservación de la masa muscular. Encuentre deportes que disfrute e intégralos firmemente en su plan semanal. Esto puede incluir natación, yoga, baile o entrenamiento de fuerza. La duración de la fase de estabilización es individual y depende de la pérdida de peso alcanzada y de las necesidades personales. En general, se recomienda una duración de al menos cuatro semanas, idealmente varios meses. Cuanto más tiempo dure la fase de estabilización, mejor podrá el cuerpo acostumbrarse al nuevo peso y menor será el riesgo de un efecto yo-yo. Durante esta fase, es importante seguir prestando atención a las señales del cuerpo y ajustar la dieta si es necesario. Un ernaehrungstagebuch puede ser útil para documentar las calorías consumidas y las reacciones del cuerpo, y así encontrar la forma óptima de alimentarse. La fase de estabilización no solo es la última fase del programa de 30 días de metabolismo, sino el comienzo de un cambio de hábitos alimenticios a largo plazo. Ofrece la oportunidad de establecer hábitos saludables y desarrollar una nueva conciencia corporal. Aproveche esta fase para optimizar su alimentación de manera sostenible y aumentar su bienestar a largo plazo. Una dieta equilibrada combinada con actividad física regular forma la base para una vida saludable y activa. Al integrar los principios aprendidos en su vida cotidiana, asegura el éxito del programa y previene futuros problemas de peso. También preste atención a dormir lo suficiente e incorpore fases regulares de relajación en su rutina diaria. El estrés puede afectar el equilibrio hormonal y dificultar el control del peso. Técnicas de relajación como la meditación o la relajación muscular progresiva pueden ayudar a reducir el estrés y restaurar el equilibrio interno. Por lo tanto, la fase de estabilización no solo es la conclusión de un programa, sino el comienzo de un estilo de vida saludable y equilibrado. Considere esta fase como una inversión en su salud y bienestar. Disfrute del proceso y celebre sus logros. Ha logrado alcanzar su peso deseado. Ahora depende de usted mantenerlo a largo plazo y llevar una vida saludable y feliz.

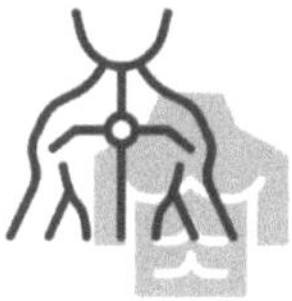

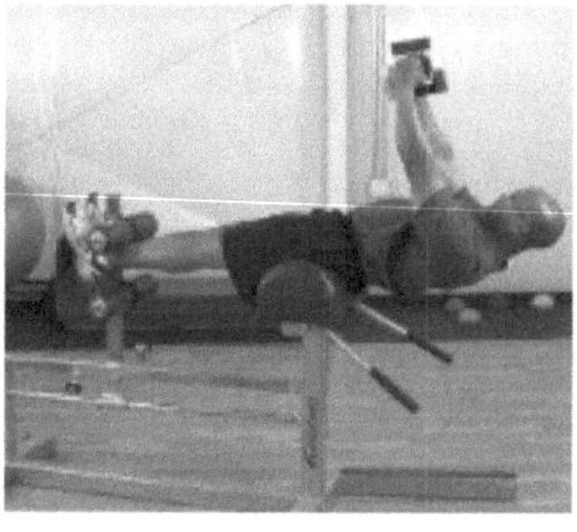

Entrenamiento de fuerza [i15]

Progreso de la Fase de Estabilización

Estabilización metabólica simulada durante 30 días después de la dieta.

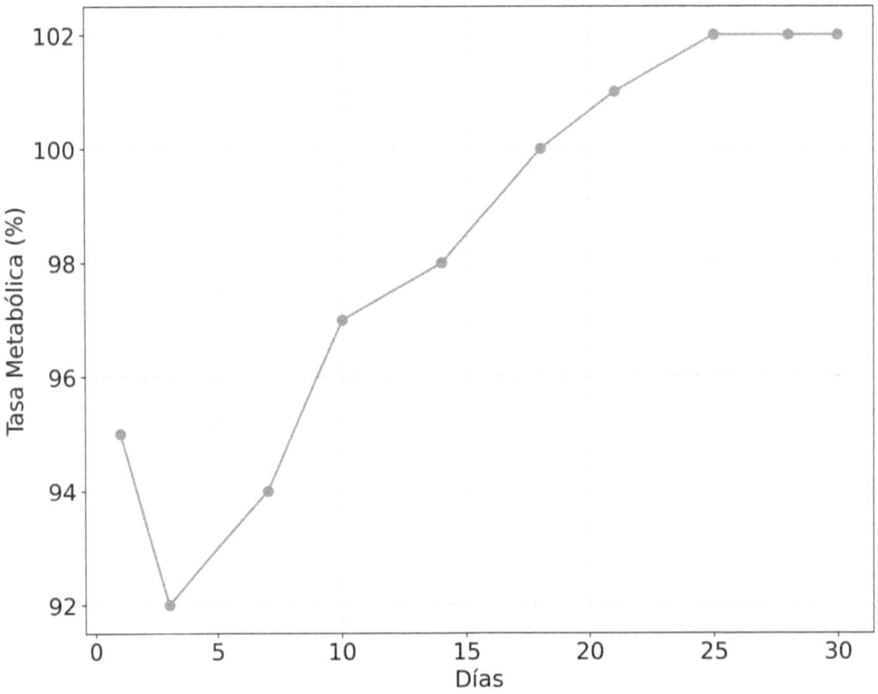

El gráfico muestra un aumento gradual en la tasa metabólica después de una caída inicial, lo que sugiere que el cuerpo se está ajustando a una nueva línea de base. La estabilización hacia el final indica una adaptación metabólica exitosa después de la dieta.

Consejos concretos

- Planifique horarios de comida fijos para cada fase de la dieta, para ritmar su metabolismo.
- En la fase de preparación, enfoque su atención en descubrir nuevas experiencias de sabor con alimentos saludables.
- Aproveche la fase de preparación para optimizar sus utensilios de cocina para la dieta, por ejemplo, comprando una vaporera.
- Cree durante la fase de preparación su "receta de emergencia" personal para momentos de intenso antojo.
- Aumente su ingesta de líquidos en la fase principal a través de caldos de verduras caseros, para complementar minerales importantes.
- Utilice en la fase principal especias aromáticas para intensificar el sabor de las comidas ricas en proteínas.
- Integre gradualmente en la fase de estabilización los alimentos que extrañó en la fase principal y observe la reacción de su cuerpo.
- Desarrolle en la fase de estabilización nuevas recetas saludables favoritas que pueda incorporar permanentemente a su plan de comidas.
- Celebre la finalización de cada fase de la dieta con una recompensa no comestible, como una excursión o una prenda nueva.
- Reflexione sobre sus experiencias después de la dieta y anote sus estrategias de éxito personales para el futuro.
- Elabore un plan de alimentación individual para el tiempo posterior a la dieta, que considere sus nuevos conocimientos.
- Busque un "compañero" para la dieta, con quien pueda intercambiar ideas y motivarse.

Revisión - 1. Fundamentos del metabolismo

Una exitosa cura de metabolismo sin HCG se basa en la comprensión de los mecanismos de regulación del cuerpo y su influencia sostenible. En lugar de depender de hormonas externas, active su metabolismo a través de métodos naturales como una alimentación adecuada, ejercicio y un trato consciente con su cuerpo. El camino hacia un metabolismo optimizado requiere disciplina y compromiso, pero los beneficios a largo plazo para su salud y bienestar valen la pena el esfuerzo. Comience su viaje con un análisis exhaustivo de sus hábitos alimenticios actuales e identifique posibles desafíos. Un diario de alimentación puede ayudarle a comprender sus patrones de consumo y reconocer hábitos desfavorables.

La fase de preparación es crucial para el éxito de su cura de metabolismo. Alivie su metabolismo gradualmente, evitando alimentos altamente procesados, azúcares refinados y grasas no saludables. En su lugar, integre alternativas integrales y ricas en nutrientes como verduras, frutas, proteínas magras y grasas saludables en su dieta. Comience al mismo tiempo con ejercicio moderado para preparar su cuerpo para la carga que se avecina. Paseos diarios, trote ligero o yoga son buenos puntos de partida. Aproveche esta fase también para deshacerse de alimentos poco saludables y tentadores en su cocina y familiarizarse con recetas deliciosas y adecuadas para la cura. La preparación mental es igualmente importante: establezca metas realistas, visualice su éxito y desarrolle estrategias para manejar los antojos. Técnicas de relajación como la meditación o ejercicios de respiración pueden ayudarle a reducir el estrés y fortalecer su fuerza de voluntad.

En la fase principal, reduzca su ingesta calórica para maximizar la quema de grasa. Concéntrese en alimentos ricos en proteínas, verduras, frutas y una cantidad moderada de grasas saludables. Reduzca su ingesta de carbohidratos para forzar a su cuerpo a quemar grasa. Sin embargo, ajuste su plan de alimentación de manera individual a sus necesidades y nivel de actividad. Aumente sus actividades deportivas para acelerar la pérdida de grasa y mantener su masa muscular. El entrenamiento de fuerza combinado con ejercicio aeróbico es una estrategia efectiva. Esté preparado para posibles efectos secundarios como hambre, fatiga o dolores de cabeza. Estos suelen ser temporales y desaparecen después de unos días. Si los síntomas persisten, consulte a un médico o nutricionista. Recompénsese regularmente por sus logros, pero elija recompensas que no pongan en peligro su progreso.

La fase de estabilización es clave para el mantenimiento del peso a largo plazo. Aumente su ingesta calórica de manera lenta y gradual para no abrumar su metabolismo y evitar el efecto yo-yo. Mantenga sus hábitos alimenticios saludables e integre el ejercicio regular en su vida diaria. Documente sus progresos y ajuste su dieta si es necesario. La fase de estabilización es el comienzo de un cambio de estilo de vida a largo plazo. Considérela como una oportunidad para desarrollar una nueva conciencia corporal y mejorar su salud de manera sostenible.

Un metabolismo optimizado es un regalo para uno mismo. Es una inversión en su salud, bienestar y calidad de vida. Manténgase firme, incluso cuando las cosas se pongan difíciles. Celebre sus éxitos y aprenda de los contratiempos. Tiene el poder de influir positivamente en su metabolismo y alcanzar sus objetivos.

2. Concepto nutricional

¿Alguna vez se ha preguntado por qué algunas personas apenas pierden peso a pesar de seguir dietas estrictas, mientras que otras parecen adelgazar sin esfuerzo? La clave no está en la cantidad de calorías, sino en la forma en que nuestro cuerpo procesa los alimentos. Un concepto nutricional bien pensado activa los procesos metabólicos naturales y hace que el organismo utilice las reservas de grasa almacenadas como fuente de energía. La elección adecuada de alimentos y el momento óptimo de las comidas juegan un papel decisivo en esto. En este capítulo, descubrirá cómo transformar su metabolismo en una verdadera máquina de quema de grasa a través de una alimentación específica.

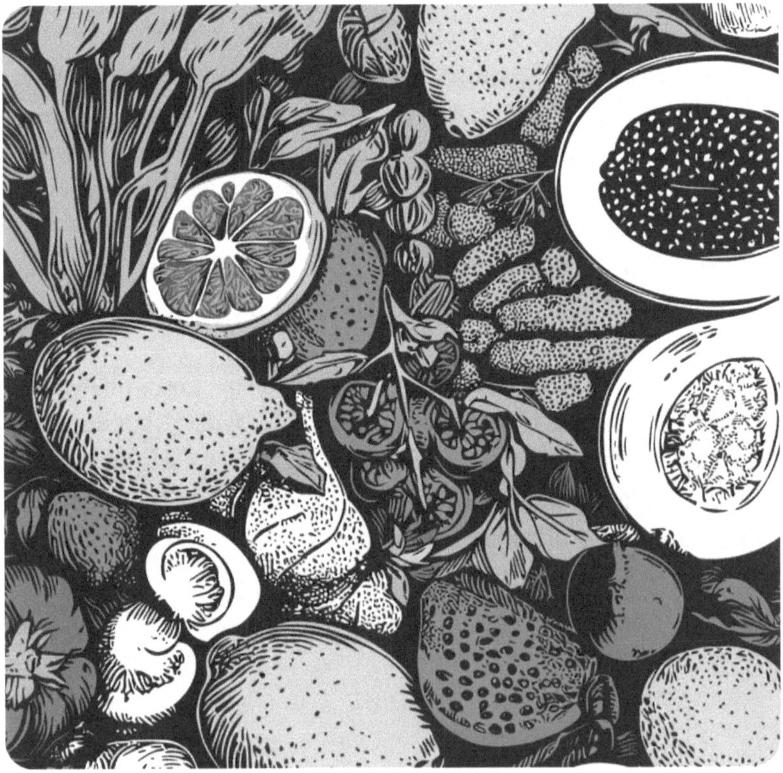

2. 1 Comidas adaptadas al metabolismo

Las comidas adecuadas para el metabolismo son la clave para un exitoso programa de metabolismo. La distribución correcta de nutrientes, el ritmo óptimo de las comidas y el tamaño de las porciones ajustadas influyen en los niveles de azúcar en sangre, la sensación de saciedad y la quema de grasa. Una dieta desequilibrada o horarios de comida irregulares pueden afectar el metabolismo y poner en riesgo el éxito del programa. Descubra cómo puede diseñar sus comidas para apoyar su metabolismo de manera óptima y alcanzar sus objetivos.

Las comidas adecuadas para el metabolismo se basan en la interacción óptima de la distribución de nutrientes, el ritmo de las comidas y el tamaño de las porciones.

Distribución de nutrientes

La distribución de nutrientes en el marco de una alimentación adecuada para el metabolismo sin HCG tiene como objetivo una óptima provisión del cuerpo con todos los nutrientes necesarios para apoyar las funciones metabólicas y promover el bienestar [s18]. No se trata solo de la *cantidad* de macronutrientes ingeridos – carbohidratos, grasas y proteínas – sino especialmente de su *distribución* porcentual a lo largo del día. Una distribución adaptada individualmente puede estabilizar el nivel de azúcar en sangre y mejorar la insulinempfindlichkeit [s18]. Un nivel de azúcar en sangre estable evita los antojos y contribuye así al manejo del peso. También la distribución de la ingesta de proteínas a lo largo del día puede ser relevante. Una cantidad adecuada de proteína por comida, alrededor de 35 gramos, puede fomentar la síntesis de proteínas musculares en personas mayores [s19]. Esto es especialmente importante para mantener la masa y función muscular a medida que se envejece. Además de la distribución óptima de los macronutrientes, la provisión de micronutrientes juega un papel importante en el metabolismo y la salud [s18]. Los micronutrientes, como las vitaminas y minerales, están involucrados en numerosos procesos metabólicos y apoyan las funciones corporales. Por lo tanto, la distribución específica de nutrientes es un componente clave para beneficios de salud a largo plazo [s18]. Una dieta rica en proteínas, por ejemplo, puede lograrse mediante el consumo específico de alimentos ricos en proteínas como pescado, carne, huevos, legumbres y productos lácteos. Es recomendable distribuir la ingesta de proteínas de manera uniforme a lo largo del día para apoyar óptimamente la síntesis de proteínas musculares y aprovechar el efecto de saciedad [s20]. La calidad de la proteína también es relevante. Las proteínas vegetales, cuando se consumen en combinación, pueden garantizar una composición de aminoácidos equilibrada [s20]. La correcta distribución

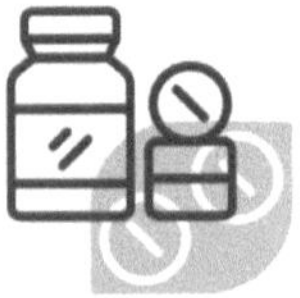

de nutrientes no solo apoya la regulación del peso, sino que también contribuye a la salud general y al bienestar.

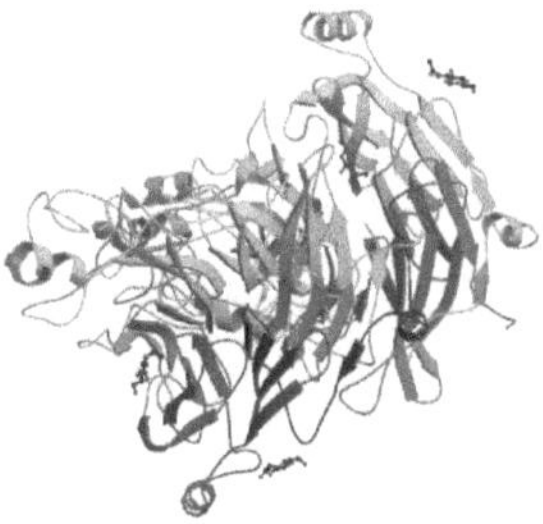

Proteínas [i16]

Bueno saber

Composición de aminoácidos

La composición de aminoácidos describe los diferentes tipos y cantidades de aminoácidos en una proteína. Una composición equilibrada de aminoácidos es importante para el cuerpo para poder formar todas las proteínas necesarias, especialmente durante una dieta metabólica sin HCG, para apoyar el desarrollo muscular y otras funciones corporales.

Distribución de macronutrientes para comidas metabólicas

Proporción ideal de macronutrientes para una dieta metabólica.

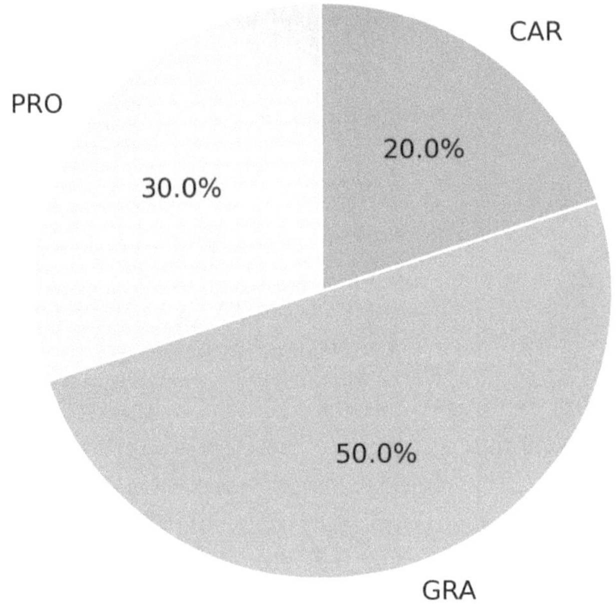

- CAR: Carbohidratos (bajos en carbohidratos)
- GRA: Grasas (grasas saludables)
- PRO: Proteínas (proteína magra)

Este gráfico visualiza una distribución equilibrada de macronutrientes que enfatiza las grasas saludables para la saciedad y la energía, las proteínas moderadas para el mantenimiento muscular y los carbohidratos bajos para apoyar los procesos metabólicos. Esta proporción está diseñada para promover la quema de grasa y estabilizar los niveles de azúcar en la sangre.

Ritmo de las comidas

El ritmo de las comidas, es decir, la estructura temporal de la ingesta de alimentos, influye en varios procesos metabólicos y niveles hormonales. Hormonas como Ghrelin y leptina, que regulan el apetito, responden a los horarios de comida habituales. Así, el nivel de ghrelin, que provoca la sensación de hambre, aumenta antes de las comidas habituales y le señala al cuerpo la inminente ingesta de alimentos [s21]. Este aumento no ocurre solo por una necesidad fisiológica, sino también por patrones aprendidos. Por lo tanto, un ritmo de comidas consistente puede ayudar a regular estas señales de hambre y evitar ataques de antojos. Al mismo tiempo, el ritmo de las comidas también influye en el ritmo circadiano y los ritmos circadianos asociados. Las alteraciones de este ritmo, como la falta de sueño o las comidas nocturnas, pueden llevar a una desregulación de las hormonas que regulan el apetito [s21]. Quien come por la noche no solo arriesga un aumento de peso, sino que también perjudica su metabolismo y aumenta el riesgo de enfermedades como la diabetes [s21]. Además de la pregunta de *cuándo* comemos, también es relevante la *naturaleza* de la comida. intermittierendes_fasten_if, en el que no se consumen o se consumen pocas calorías durante un período de doce horas o más, puede tener efectos positivos en el equilibrio hormonal y la composición corporal [s22]. A través de IF se activan vías metabólicas similares a las de una reducción calórica, lo que puede contribuir a una mejor quema de grasa y a la preservación de la masa muscular [s22]. Así, la transición hacia el uso de ácidos grasos y cuerpos cetónicos durante el ayuno apoya la preservación muscular. Los estudios sugieren que IF también puede ofrecer ventajas hormonales, como una reducción de hormonas androgénicas, especialmente para mujeres con PCOS [s23]. Sin embargo, la investigación sobre el ritmo de las comidas y sus efectos en el equilibrio hormonal aún no ha concluido y se necesitan más estudios

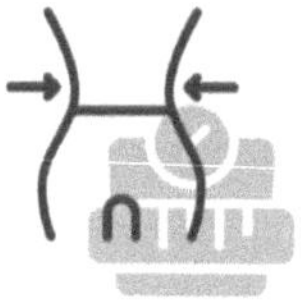

[s23]. Un ritmo de comidas regulado con pausas de comida suficientemente largas puede, por lo tanto, no solo apoyar la gestión del peso, sino también tener efectos positivos en la salud hormonal y el metabolismo. Una dieta con horarios de comida regulares y períodos de ayuno integrados, adaptados a las necesidades individuales, puede contribuir a un estilo de vida más saludable.

Bueno saber

Cuerpos cetónicos

Los cuerpos cetónicos son moléculas ricas en energía producidas por el hígado cuando el cuerpo no tiene suficiente glucosa de los carbohidratos. En una dieta metabólica sin HCG y con ayuno intermitente, los cuerpos cetónicos pueden servir como fuente de energía alternativa para el cuerpo y el cerebro.

Ghrelin

El ghrelin es una hormona producida en el estómago que estimula el apetito. En una dieta metabólica sin HCG, juega un papel importante, ya que se puede controlar a través de comidas regulares y evitar ataques de antojos.

PCOS

PCOS significa síndrome de ovario poliquístico, un trastorno hormonal que ocurre en mujeres en edad fértil. Los estudios sugieren que el ayuno intermitente puede tener efectos positivos en el equilibrio hormonal de las mujeres con PCOS, lo que podría ser relevante para una dieta metabólica sin HCG.

Ritmos circadianos

Los ritmos circadianos son los procesos internos naturales que ocurren a lo largo de aproximadamente 24 horas y regulan muchas funciones corporales, incluido el metabolismo. Un ritmo de comidas regulado apoya estos ritmos y puede optimizar el metabolismo.

Actividad Metabólica a lo Largo del Día

Ilustra la fluctuación de la actividad metabólica en función del horario de las comidas.

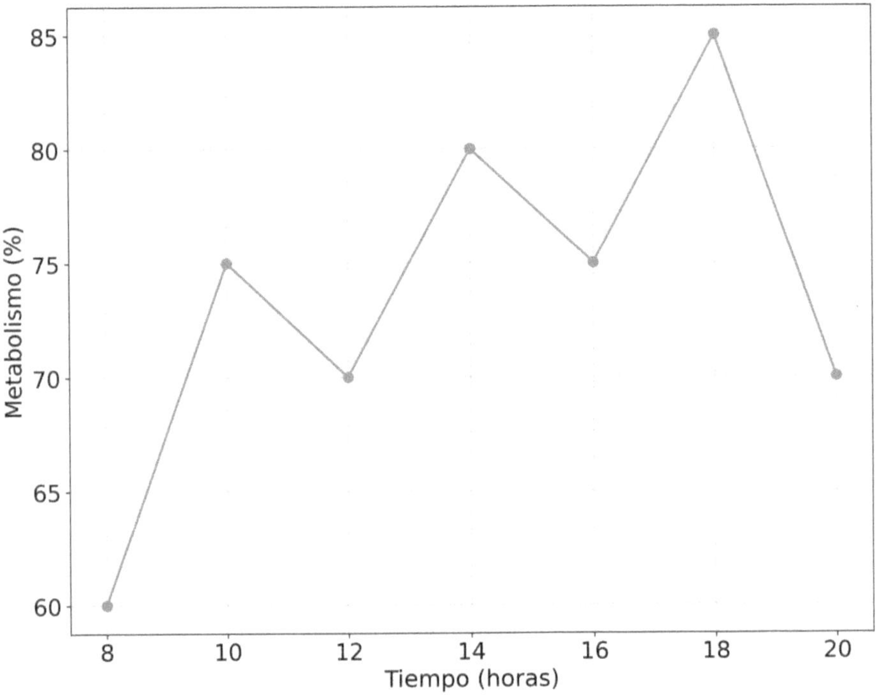

El gráfico muestra un patrón cíclico con picos después de las comidas, lo que indica una mayor actividad metabólica para la digestión. Un horario regular de comidas apoya un ritmo metabólico constante. Las caídas representan períodos de menor actividad metabólica entre comidas. Mantener horarios de comida consistentes puede prevenir caídas excesivas y promover niveles de energía estables.

Tamaños de las porciones

Los tamaños de las porciones juegan un papel crucial en el éxito de una dieta metabólica sin HCG. La cantidad adecuada de alimentos influye directamente en la ingesta calórica y, por ende, en el balance energético del cuerpo. Porciones demasiado grandes, incluso de alimentos saludables, pueden llevar a una ingesta calórica excesiva y obstaculizar la pérdida de peso. Por el contrario, porciones demasiado pequeñas pueden resultar en una falta de nutrientes esenciales y afectar negativamente el metabolismo. El tamaño óptimo de la porción depende de varios factores, incluyendo las necesidades calóricas individuales, el nivel de actividad y los objetivos específicos de la dieta metabólica. Un método sencillo para controlar los tamaños de las porciones es utilizar platos y cuencos más pequeños. Esto puede ayudar a cambiar la percepción de la cantidad consumida y, así, reducir inconscientemente la ingesta calórica. La composición de la comida también influye en la sensación de saciedad y, por ende, en el control de las porciones. Una comida con un alto contenido de fibra, proteínas y carbohidratos complejos generalmente sacia más tiempo que una comida compuesta principalmente de carbohidratos simples y grasas. Las fibras se expanden en el estómago y generan una sensación de plenitud, mientras que las proteínas influyen en las hormonas de saciedad. Los carbohidratos complejos se digieren más lentamente que los simples, lo que resulta en un nivel de azúcar en sangre más estable y una sensación de saciedad más prolongada. Un ejemplo de una comida saciante sería una ensalada con pollo o pescado a la parrilla, quinoa y diversas verduras. Además del tamaño y la composición de las comidas, la frecuencia de la ingesta de alimentos también es relevante. Las comidas regulares en intervalos similares pueden ayudar a mantener estable el nivel de azúcar en sangre y evitar antojos. Quien come regularmente a lo largo del día evita grandes fluctuaciones en el nivel de azúcar en sangre y los antojos que las acompañan. Además, un ritmo constante de comidas puede influir positivamente en el metabolismo y fomentar la quema de grasa. Pausas de comida adaptadas individualmente, por ejemplo, en el marco del ayuno intermitente, también pueden tener efectos positivos en el metabolismo y apoyar la regulación del peso. Para poder controlar mejor los tamaños de las porciones en la vida cotidiana, se ofrecen diversas herramientas y estrategias. Además de utilizar platos más pequeños, pesar conscientemente los alimentos puede ser útil para desarrollar una sensación de las cantidades adecuadas. Aplicaciones y calculadoras en línea pueden ayudar a determinar las necesidades calóricas individuales y analizar la composición nutricional de las comidas. También preparar las comidas con antelación puede facilitar el control de las porciones, ya que permite determinar con precisión la cantidad de ingredientes utilizados. Quien planifica y prepara sus comidas evita decisiones espontáneas que a menudo conducen a porciones más grandes. A largo plazo, la reflexión consciente sobre los tamaños de las porciones lleva a una mejor comprensión de las propias necesidades y a un cambio sostenible en la alimentación. Una combinación de tamaños de porciones ajustados, comidas equilibradas y un ritmo regular de comidas contribuye significativamente al éxito de una dieta metabólica y apoya el control del peso a largo plazo. Con el tiempo, se desarrolla una sensación intuitiva de los tamaños de porciones adecuados, lo que facilita su implementación en la vida cotidiana. Por lo tanto, el control consciente de los tamaños de las porciones es un paso importante en el camino hacia una gestión del peso saludable y sostenible.

Carbohidratos complejos

Los carbohidratos complejos proporcionan energía al cuerpo y, a diferencia de los carbohidratos simples, se digieren lentamente. Esto asegura un nivel de azúcar en sangre estable y una sensación de saciedad más prolongada, lo cual es importante para el control del peso en una dieta metabólica sin HCG. Los productos integrales, legumbres y verduras son buenas fuentes de carbohidratos complejos.

Carbohidratos simples

Los carbohidratos simples se digieren rápidamente y provocan un aumento rápido del nivel de azúcar en sangre. Esto puede llevar a antojos y fluctuaciones de energía, lo que puede afectar el éxito de una dieta metabólica sin HCG. Los dulces, productos de harina blanca y bebidas azucaradas contienen muchos carbohidratos simples.

Nutrientes esenciales

Los nutrientes esenciales son sustancias vitales que el cuerpo no puede producir por sí mismo y, por lo tanto, deben ser obtenidas a través de la alimentación. En una dieta metabólica sin HCG, la ingesta adecuada de estos nutrientes es especialmente importante para evitar deficiencias y apoyar óptimamente el metabolismo. Ejemplos de nutrientes esenciales incluyen ciertas vitaminas, minerales, ácidos grasos y aminoácidos.

Tamaños de porciones recomendadas para el equilibrio metabólico

Tamaños de las porciones por grupo de alimentos

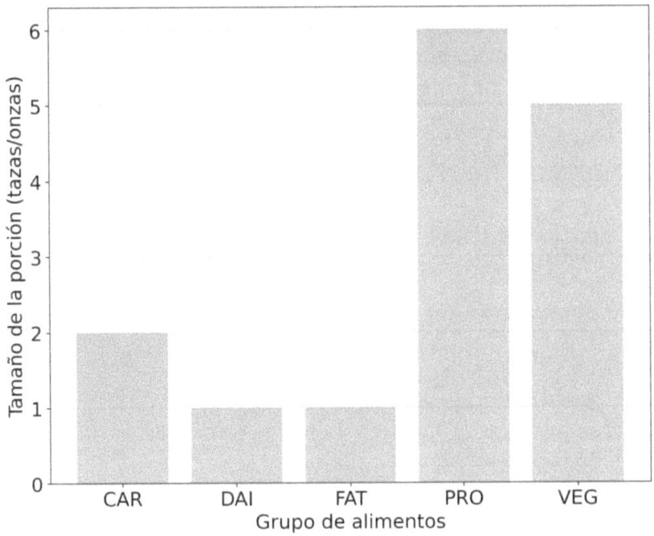

CAR: Carbohidratos (frutas con bajo índice glucémico)

DAI: Lácteos (sin azúcar)

FAT: Grasas saludables (nueces, semillas, aceites)

PRO: Proteínas (carne magra, pescado, aves)

VEG: Verduras (sin almidón)

Esta gráfica representa visualmente los tamaños de las porciones recomendadas para una dieta metabólicamente equilibrada. Las porciones de proteínas son generalmente las más grandes, enfatizando la importancia de las proteínas en este tipo de dieta. Las porciones más pequeñas de carbohidratos y grasas reflejan el enfoque en el control de estos macronutrientes. Las verduras tienen un tamaño de porción recomendado generoso, destacando su importancia para la fibra y los micronutrientes. Comprender estos tamaños de porciones es crucial para lograr los efectos metabólicos deseados.

Consejos concretos

- Vincule mentalmente sus comidas con emociones y experiencias positivas para construir a largo plazo una relación saludable con la comida.
- Organice su área de cocina de manera que los alimentos saludables estén bien visibles y al alcance, mientras que los alimentos poco favorables queden en segundo plano.
- Desarrolle una estrategia alternativa de acción para cada una de sus situaciones problemáticas habituales (por ejemplo, estrés, aburrimiento) que no esté relacionada con la comida.
- Cree un repertorio de recetas rápidas y sencillas para comidas adecuadas al metabolismo que pueda preparar incluso en días estresantes.
- Aproveche la diversidad de la naturaleza e integre alimentos de temporada y locales en sus comidas para garantizar variedad y una óptima nutrición.
- Experimente con diferentes métodos de preparación para redescubrir los mismos alimentos y evitar la monotonía en los sabores.
- Coma sus comidas en un lugar fijo y sin distracciones como la televisión o el teléfono inteligente, para comer de manera más consciente y percibir las señales de saciedad.
- Comparta regularmente con amigos o familiares sobre su cambio de alimentación y déjese inspirar por sus experiencias positivas.
- Recompénsese por los objetivos intermedios alcanzados con una actividad que le brinde placer y promueva su salud, como un baño relajante o un masaje.
- Reflexione al final de cada semana sobre los desafíos que ha superado y qué nuevos conocimientos ha adquirido sobre su metabolismo.

2. 2 Dieta cetogénica

La dieta cetogénica aprovecha la quema natural de grasa del cuerpo al inducir un estado de cetosis. A través de la drástica reducción de carbohidratos, el metabolismo se reconfigura: en lugar de glucosa, los cuerpos cetónicos, formados a partir de reservas de grasa, se convierten en la principal fuente de energía. Esto puede llevar a la reducción de peso, a una mejor sensibilidad a la insulina y a otros beneficios para la salud, pero también presenta desafíos. Una dieta cetogénica requiere una precisa calibración de macronutrientes, especialmente una ingesta adecuada de proteínas para mantener la masa muscular. Además, la reconfiguración del metabolismo puede conllevar efectos secundarios iniciales. Descubra en este capítulo cómo integrar de manera óptima la dieta cetogénica en su programa de metabolismo y beneficiarse de sus ventajas.

La clave del éxito de una dieta cetogénica radica en el equilibrio óptimo entre la reducción de carbohidratos, la ingesta adecuada de proteínas y la activación del metabolismo de las grasas para una quema de grasa sostenible y una mejora de la salud.

Activar el metabolismo de las grasas

El metabolismo de las grasas se activa cuando el cuerpo utiliza ácidos grasos y cetonas en lugar de glucosa para obtener energía [s24]. Este cambio metabólico ocurre cuando se agotan los depósitos de glucógeno en el hígado y aumenta la lipólisis, la descomposición de grasas en el tejido adiposo, típicamente entre 12 y 36 horas después de la última ingesta de alimentos [s24]. En el contexto de una dieta cetogénica, este proceso se induce intencionadamente. A través de la drástica reducción de la ingesta de carbohidratos (<30 g/día) y el aumento simultáneo de la ingesta de grasas (por ejemplo, ~44%) [s25], el cuerpo se coloca en un estado de cetosis. En este estado, las cetonas son la fuente principal de energía para el cerebro y el cuerpo, similar a lo que ocurre durante el ayuno o el ejercicio físico prolongado [s24]. Las dietas cetogénicas (DC) reducen la producción de insulina y mejoran la sensibilidad a la insulina [s26]. Esto reduce la grasa corporal, especialmente la grasa visceral, que rodea los órganos internos [s26]. Además de la reducción de peso, las DC también tienen efectos antiinflamatorios y reducen el estrés oxidativo [s26]. En mujeres con síndrome de ovario poliquístico (SOP), una dieta cetogénica muy baja en calorías (VLCKD) puede influir positivamente en el equilibrio hormonal al reducir la resistencia a la insulina y promover la ovulación [s26]. También puede ayudar a mujeres posmenopáusicas a reducir el riesgo de enfermedades cardiometabólicas al disminuir el peso corporal y la grasa visceral [s26]. Además, una dieta específica que utiliza ciertos ácidos grasos como fuentes de energía alternativas puede restaurar la función mitocondrial y el metabolismo energético [s27]. Esto se ha demostrado en modelos animales mediante una mejora de la función motora [s27]. La calidad de vida y la supervivencia de ciertos grupos de pacientes podrían mejorarse mediante la combinación de una dieta alta en calorías con terapias farmacológicas [s27]. Una dieta cetogénica puede llevar a una reducción significativa del peso

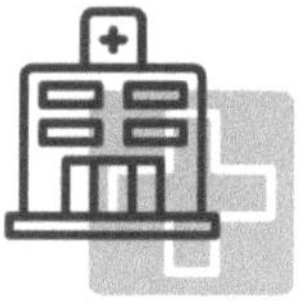

corporal, glucosa en sangre, insulina, péptido C y proinsulina en hombres con sobrepeso u obesidad y hipogonadismo metabólico [s25]. La normalización de los niveles de proinsulina sugiere una mejora en la función de las células beta en el páncreas, lo que podría reducir el riesgo de diabetes tipo 2 [s25]. Por lo tanto, la dieta cetogénica tiene el potencial de influir de manera sostenible en el metabolismo y ofrecer diversos beneficios para la salud.

Bueno saber

Cetonas

Las cetonas son compuestos orgánicos que se forman en el hígado durante la quema de grasa. Sirven como fuente alternativa de energía para el cerebro y los músculos cuando la glucosa no está disponible en cantidades suficientes, como ocurre en una dieta cetogénica.

Glucógeno

El glucógeno es la forma de almacenamiento de glucosa en el cuerpo, principalmente en el hígado y los músculos. En una dieta cetogénica, los depósitos de glucógeno se reducen para estimular al cuerpo a quemar grasa.

Lipólisis

La lipólisis es el proceso de descomposición de grasas en el tejido adiposo, donde los triglicéridos se descomponen en glicerol y ácidos grasos libres. Estos ácidos grasos luego sirven como fuente de energía, especialmente en una dieta cetogénica.

Progresión del Nivel de Cetonas

Aumento típico del nivel de cetonas durante una dieta cetogénica.

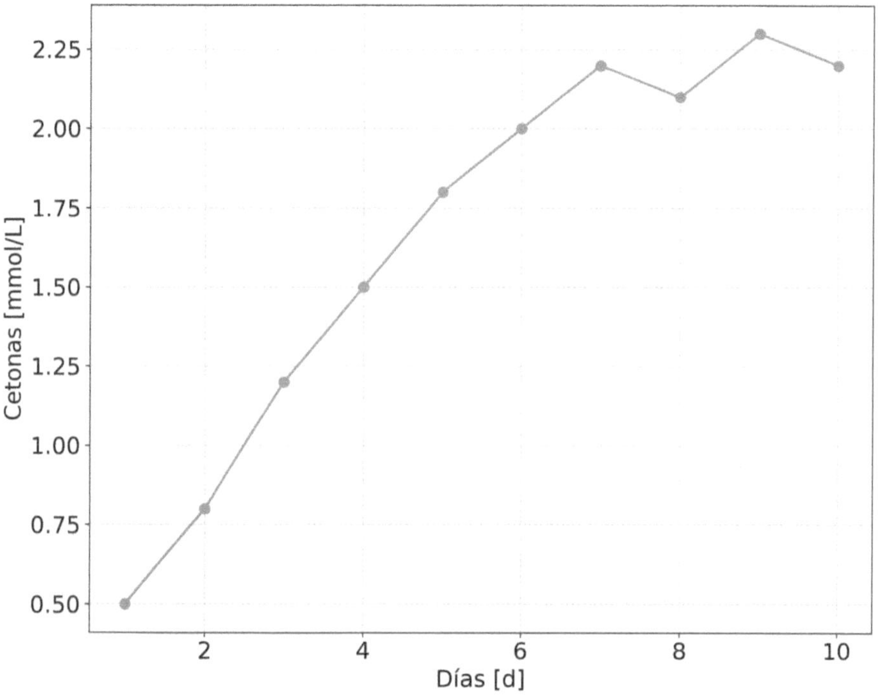

El gráfico muestra un aumento constante en los niveles de cetonas en sangre durante la primera semana, lo que indica una adaptación exitosa a una dieta cetogénica. Los niveles se estabilizan alrededor del día 7, lo que sugiere que el cuerpo ha cambiado su principal fuente de combustible de glucosa a cetonas.

Reducción de carbohidratos

La reducción de carbohidratos es el núcleo de la dieta cetogénica y la clave para la cetosis. Al restringir drásticamente la ingesta de carbohidratos, a menos de 30 gramos por día, se obliga al cuerpo a cambiar su metabolismo. Normalmente, el organismo obtiene energía de la glucosa, que proviene de los carbohidratos. Cuando falta esta fuente primaria de energía, recurre a las reservas de grasa. Este proceso, la lipolyse, descompone la grasa corporal almacenada en ácidos grasos y glicerol. El hígado convierte estos ácidos grasos en cetonas, que sirven como fuente alternativa de energía para el cerebro y los músculos. [s28] Este cambio en el metabolismo puede tener efectos positivos en la salud, especialmente para las mujeres con síndrome de ovario poliquístico (SOP). Una dieta baja en carbohidratos puede mejorar la resistencia a la insulina, un problema común en el SOP, y así influir positivamente en el equilibrio hormonal, lo que se traduce en una mayor regularidad del ciclo menstrual y una tasa de embarazo aumentada. [s29] Además, la reducción de peso, que a menudo acompaña a una dieta cetogénica, puede contribuir aún más a mejorar la fertilidad. [s29] Por lo tanto, una reducción de carbohidratos no solo puede cambiar el metabolismo, sino también influir positivamente en la salud reproductiva. Quienes reduzcan su ingesta de carbohidratos deben evitar alimentos altamente procesados, azúcares y almidones, y en su lugar optar por verduras, nueces y grasas saludables.

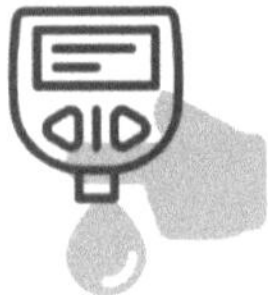

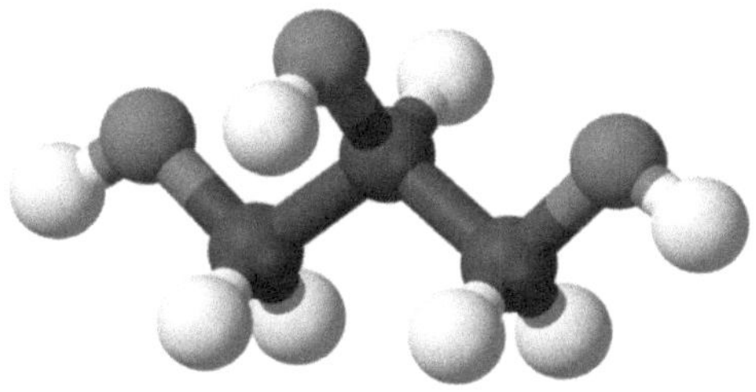

Glicerol [i17]

Bueno saber

Cetosis

Un estado metabólico en el que el cuerpo utiliza grasa en lugar de carbohidratos como fuente primaria de energía. Esto se logra a través de una dieta muy baja en carbohidratos y conduce a la producción de cetonas en el hígado.

Resistencia a la insulina

Un estado en el que las células del cuerpo no responden adecuadamente a la hormona insulina, lo que lleva a niveles elevados de azúcar en sangre. Una dieta cetogénica puede mejorar la sensibilidad a la insulina y, por lo tanto, reducir la resistencia a la insulina.

Contenido de carbohidratos

Carbohidratos por 100g

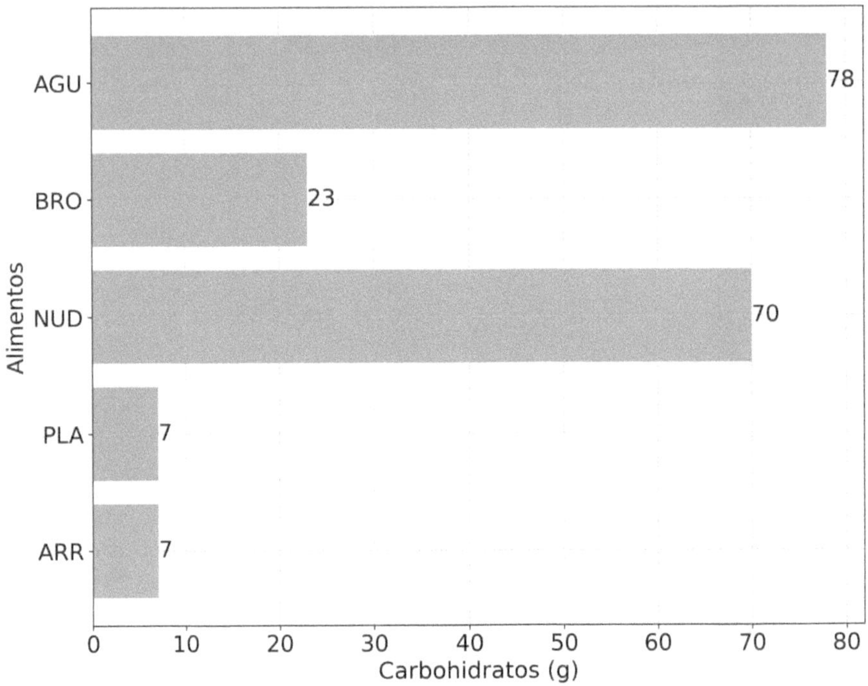

AGU: Aguacate

BRO: Brócoli

PLA: Plátano

ARR: Arroz

NUD: Fideos

El gráfico de barras visualiza el contenido de carbohidratos de varios alimentos, útil para una dieta cetogénica. Alimentos como el aguacate y el brócoli tienen un contenido de carbohidratos significativamente menor en comparación con los fideos o el arroz. Esto ilustra la necesidad de elegir cuidadosamente los alimentos en una dieta baja en carbohidratos.

Cubrir las necesidades de proteínas

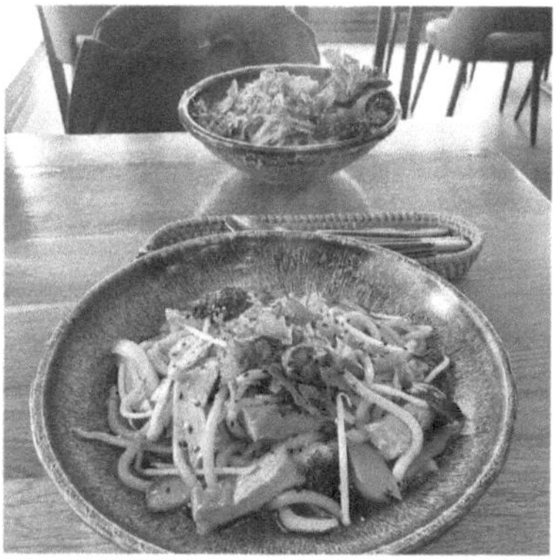

Tofu [i19]

Una ingesta adecuada de proteínas es esencial durante una dieta cetogénica para prevenir la pérdida de masa muscular mientras el cuerpo utiliza grasa como fuente principal de energía. Como muestran los estudios, la necesidad de proteínas recomendada es de aproximadamente 1,6 gramos por kilogramo de peso corporal al día [s30]. Esta cantidad asegura que el cuerpo tenga suficientes bloques de construcción para mantener la proteína muscular y, al mismo tiempo, mantener la ketose [s31]. Una ingesta insuficiente de proteínas puede llevar a la degradación de la masa muscular, lo que ralentiza el metabolismo y dificulta la pérdida de peso. Por el contrario, un consumo excesivo de proteínas puede interrumpir la cetosis, ya que el cuerpo puede convertir el exceso de proteína en glucosa. Por lo tanto, una mujer que pesa 60 kg debería consumir aproximadamente 96 gramos de proteína al día. Esta cantidad de proteína se puede integrar fácilmente en el plan de alimentación cetogénico al incluir, entre otros, carne, pescado, huevos, productos lácteos y alimentos vegetales ricos en proteínas como tofu o tempeh en la dieta [s32]. Especialmente en una dieta cetogénica muy baja en calorías (VLCKD), como se describe con aproximadamente 1000-1200 kcal por día en la fuente [s30], la ingesta adecuada de proteínas es crucial para asegurar la conservación muscular y apoyar los efectos positivos sobre la insulinempfindlichkeit y la función de las células beta [s31]. Un mayor consumo de proteínas de más del 25% de la ingesta total de energía puede, como sugieren los

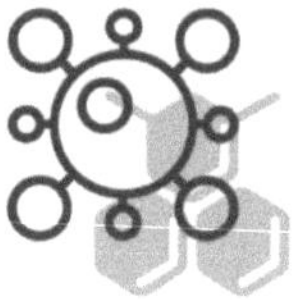

estudios, incluso influir positivamente en la fertilidad [s32]. Por lo tanto, la dieta cetogénica, combinada con una ingesta adecuada de proteínas, no solo ofrece beneficios para la pérdida de peso, sino que también apoya la salud y el bienestar general.

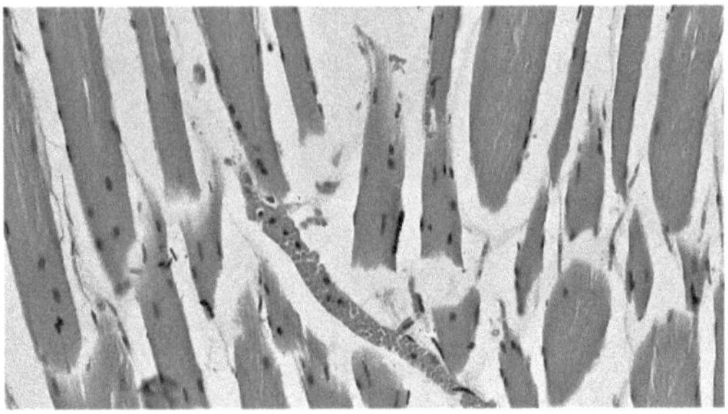

masa muscular [i18]

Bueno saber

Función de las células beta

Se refiere a la función de las células beta en el páncreas, que son responsables de la producción y liberación de insulina. Una función saludable de las células beta es crucial para regular los niveles de azúcar en sangre. En el contexto de un programa de metabolismo, la dieta cetogénica puede mejorar la función de las células beta y, por lo tanto, contribuir a la pérdida de peso y un mejor control del azúcar en sangre.

Fuentes de proteínas cetogénicas

Distribución ideal de proteínas en ceto.

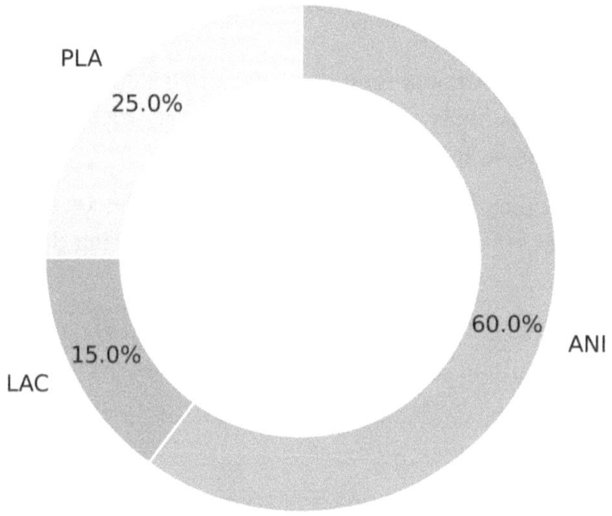

- ANI: Fuentes animales (carne, pescado, aves)
- LAC: Lácteos (queso, huevos, yogur griego)
- PLA: De origen vegetal (frutos secos, semillas, verduras)

Este gráfico destaca la distribución recomendada de la ingesta de proteínas para una dieta cetogénica, enfatizando un equilibrio entre las diferentes fuentes para asegurar una ingesta adecuada de aminoácidos esenciales y micronutrientes. Una porción significativa proviene de fuentes animales conocidas por su alto valor biológico, mientras que las proteínas vegetales y los lácteos contribuyen a las necesidades generales de proteínas y a la diversidad de la dieta. Este equilibrio apoya el mantenimiento muscular y la salud en general mientras se adhiere a los principios cetogénicos.

Consejos concretos

- Cambie sus hábitos alimenticios gradualmente, comenzando por hacer una comida al día de manera cetogénica.
- Incorpore un 'Día Keto' una vez a la semana, en el que se alimente exclusivamente de manera cetogénica.
- Prepare snacks cetogénicos para llevar, para evitar los antojos de alimentos azucarados.
- Sustituya los acompañamientos tradicionales como pasta o patatas por alternativas bajas en carbohidratos como arroz de coliflor o fideos de calabacín.
- Cree sus propias variaciones de postres cetogénicos utilizando edulcorantes sin azúcar e ingredientes como harina de coco o harina de almendra.
- Utilice la dieta cetogénica como una oportunidad para mejorar sus habilidades culinarias y probar nuevas recetas.
- Asista a un curso de cocina especializado en la preparación de platos cetogénicos.
- Reemplace las bebidas azucaradas por té sin endulzar, agua con limón o limonadas de hierbas caseras.
- Haga que su carrito de compras sea amigable con la dieta keto, escribiendo una lista antes de ir de compras y cumpliéndola.
- Aprenda a interpretar las tablas nutricionales de los alimentos para poder estimar mejor el contenido de carbohidratos.
- Busque la interacción con otras personas que siguen una dieta cetogénica para motivarse mutuamente y compartir consejos.
- Documente sus comidas cetogénicas fotográficamente para registrar visualmente su progreso y encontrar inspiración.

2. 3 Selección de alimentos

La elección adecuada de alimentos es crucial para el éxito de una cura metabólica sin HCG. No solo influye en el metabolismo y la regulación del peso, sino también en el bienestar general. Es importante favorecer alimentos ricos en nutrientes y evitar ciertos grupos de alimentos para apoyar al cuerpo de manera óptima. Además de la selección de alimentos, la preparación y la combinación de diferentes alimentos también juegan un papel importante. Las especias y las hierbas pueden influir positivamente en el metabolismo. La elección óptima de alimentos puede presentar desafíos, pero al mismo tiempo ofrece el potencial para lograr éxitos sostenibles. Descubra a continuación cómo seleccionar y combinar los alimentos adecuados para apoyar su cura metabólica de manera óptima.

Para un exitoso programa de metabolismo, es crucial la selección consciente de alimentos ricos en nutrientes con bajo contenido de grasa y alta densidad nutricional, combinada con la abstención de productos con alto contenido de azúcar y altamente procesados, así como carbohidratos refinados. La integración de alimentos fermentados y especias y hierbas puede influir positivamente en el metabolismo.

Alimentos que estimulan el metabolismo

Los alimentos que estimulan el metabolismo no deben confundirse con remedios milagrosos, pero pueden influir positivamente en el metabolismo y contribuir a una regulación saludable del peso [s33]. Un aspecto importante es la selección de alimentos con un alto contenido de nutrientes y bajo contenido de grasa. Esto a menudo reduce el deseo de productos altos en calorías, lo que puede disminuir la ingesta de energía y promover la pérdida de peso [s33]. Un desayuno saciante de avena con bayas y nueces, por ejemplo, mantiene la saciedad por más tiempo y previene los antojos. Además de la densidad de nutrientes, los alimentos fermentados también juegan un papel interesante. A través del proceso de fermentación, se generan compuestos bioactivos y nutrientes que apoyan el crecimiento de bacterias intestinales beneficiosas [s34]. Esta mejora en la salud intestinal puede, a su vez, influir positivamente en el metabolismo [s34]. La fermentación también aumenta la digestibilidad al descomponer carbohidratos complejos y proteínas, haciendo que los nutrientes estén más disponibles para el cuerpo [s34]. Además, los alimentos fermentados a menudo proporcionan probióticos que optimizan aún más el microbioma intestinal y, por lo tanto, promueven la salud [s34]. Los ácidos grasos de cadena corta (SCFA) que se generan también apoyan la salud intestinal

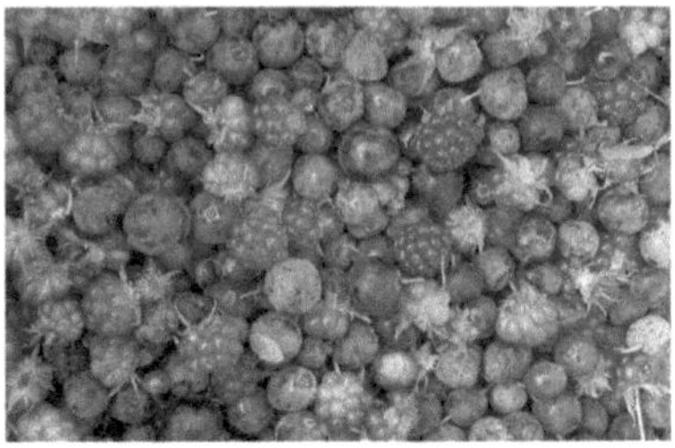

Bayas [i20]

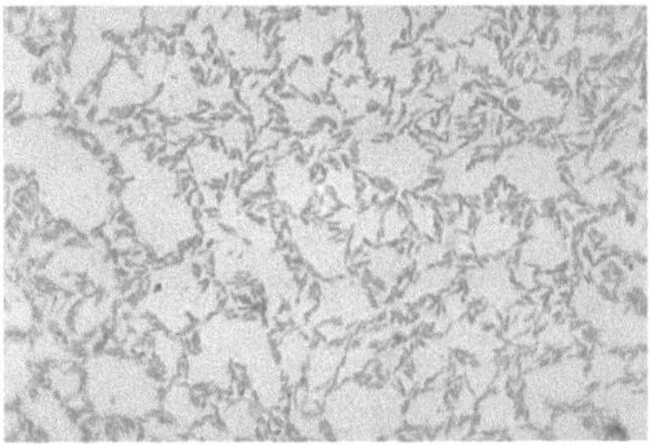

bacterias intestinales [i21]

y contribuyen a un metabolismo funcional [s34]. Asimismo, los polifenoles presentes en los alimentos fermentados tienen un efecto positivo en la flora intestinal al promover el crecimiento de bacterias beneficiosas y al mismo tiempo inhibir las bacterias dañinas [s34]. Por lo tanto, los alimentos fermentados pueden servir como una especie de "taxi" para los probióticos, que logran sobrevivir al paso por el estómago y desplegar su efecto completo en el intestino [s34].

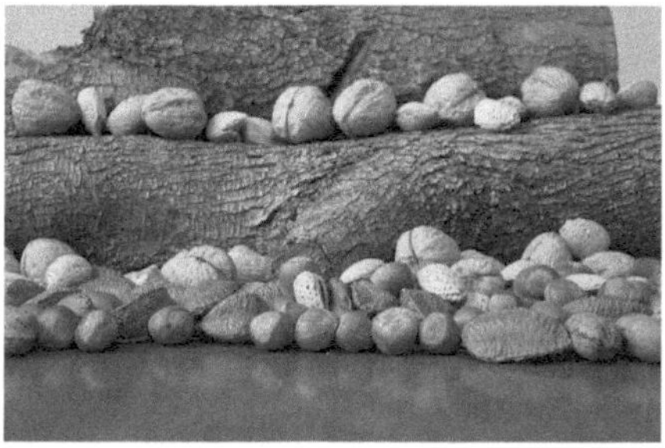

Nueces [i22]

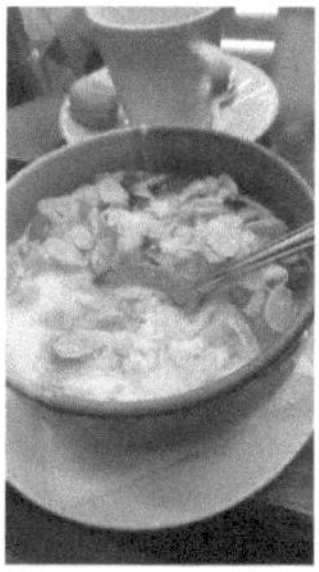

Copos de avena [i23]

Bueno saber

Alimentos fermentados

Los alimentos fermentados como el chucrut, el kimchi o el yogur se producen bajo la influencia de microorganismos. Estos alteran la composición de los alimentos y generan sustancias beneficiosas para la salud. En el contexto de una dieta de metabolismo sin HCG, los alimentos fermentados pueden mejorar la salud intestinal y apoyar el metabolismo.

Compuestos bioactivos

Los compuestos bioactivos son sustancias que se encuentran en los alimentos y pueden tener efectos positivos en la salud. Se generan, entre otras cosas, durante la fermentación y pueden influir en el metabolismo, el sistema inmunológico y otras funciones corporales. En el marco de una dieta de metabolismo sin HCG, pueden apoyar la regulación del peso y el bienestar general.

Densidad de nutrientes

La densidad de nutrientes se refiere a la cantidad de vitaminas, minerales y otros nutrientes importantes en relación con las calorías de un alimento. Una alta densidad de nutrientes es importante en una dieta de metabolismo sin HCG para proporcionar al cuerpo nutrientes óptimos mientras se reduce la ingesta calórica. Esto apoya la pérdida de peso y el mantenimiento de las funciones corporales.

Efecto térmico de los alimentos

Gasto energético de la digestión

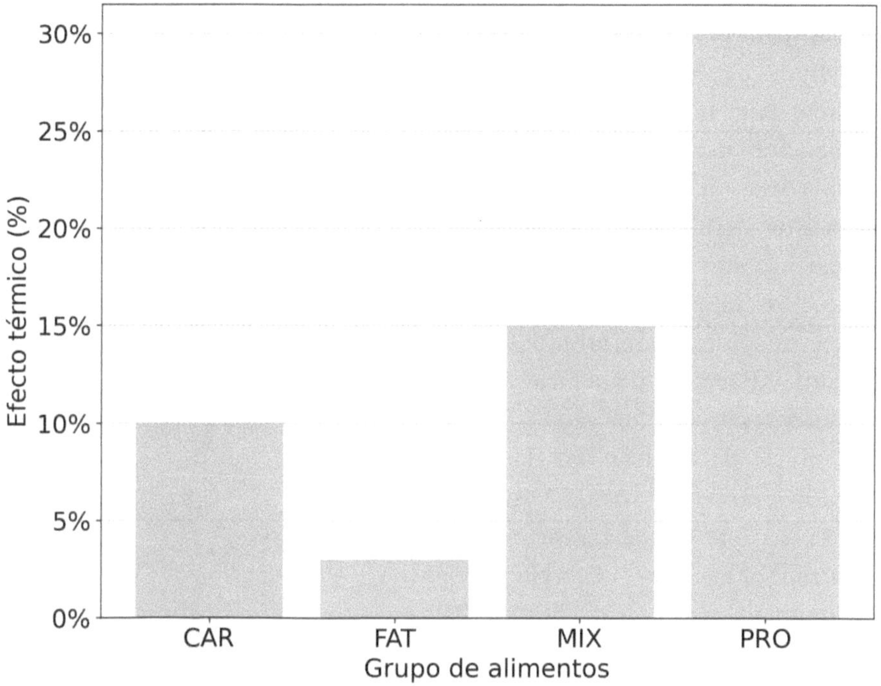

CAR: Carbohidratos (ej. Granos integrales, Verduras)

FAT: Grasas (ej. Aguacate, Nueces)

MIX: Comida mixta (macros balanceados)

PRO: Proteínas (ej. Carnes magras, Pescado)

Los alimentos ricos en proteínas tienen un efecto térmico significativamente mayor en comparación con los carbohidratos y las grasas. Esto significa que el cuerpo usa más energía para procesar las proteínas, lo que lo hace potencialmente beneficioso para el control de peso cuando se incorpora como parte de una dieta equilibrada.

Alimentos prohibidos

En el marco de una dieta de metabolismo sin HCG, la selección de alimentos es crucial para el éxito. Ciertas grupos de alimentos deben ser evitados durante la dieta para no afectar negativamente el metabolismo y apoyar la pérdida de peso deseada. En particular, los alimentos con alto contenido de azúcar, como dulces, refrescos y productos altamente procesados con azúcar añadido, están prohibidos [s35]. El alto contenido de azúcar de estos productos provoca un rápido aumento del nivel de azúcar en la sangre, seguido de una caída igualmente rápida, lo que puede causar antojos y fluctuaciones de energía [s35]. Aproximadamente un puñado de bayas proporciona valiosas vitaminas y antioxidantes, mientras que una barra de chocolate ofrece principalmente "calorías vacías" y azúcar. También se deben reducir los alimentos con un alto contenido de carbohidratos refinados, como el pan blanco o la pasta, ya que afectan de manera similar el nivel de azúcar en la sangre [s35]. En su lugar, se deben preferir los productos integrales, ya que son ricos en fibra y contribuyen a una mayor saciedad. Además, se deben restringir los alimentos con alto contenido de grasa, especialmente alimentos fritos y carne roja [s35]. Estos sobrecargan el metabolismo y pueden ralentizar la pérdida de peso [s35]. Curiosamente, los mariscos están permitidos en contraste con la carne

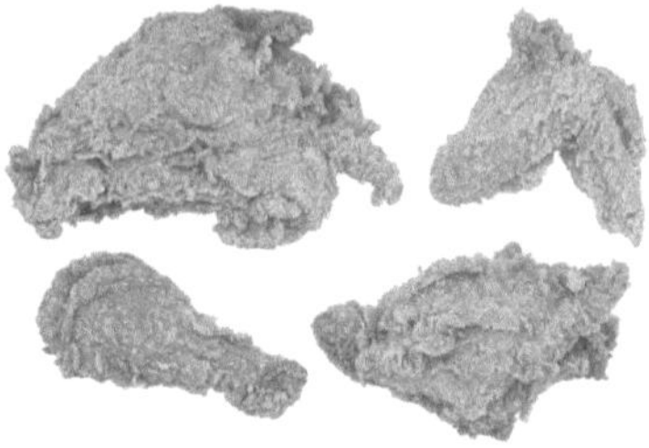

Alimentos fritos [i24]

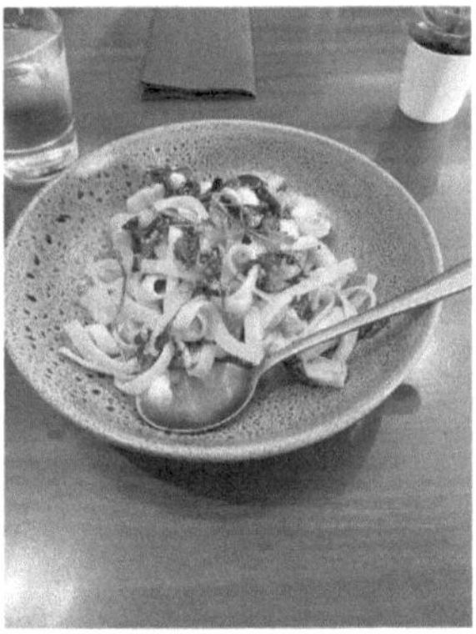

Mariscos [i25]

roja y pueden ser un valioso complemento en la dieta debido a su alto contenido de proteínas y yodo [s36]. Las recomendaciones de la iglesia ortodoxa sobre la dieta vegetariana durante los períodos de ayuno muestran que una dieta sin carne también puede ser saludable y equilibrada [s36]. Este estilo de alimentación puede servir de inspiración para integrar más fuentes de proteínas vegetales en la dieta.

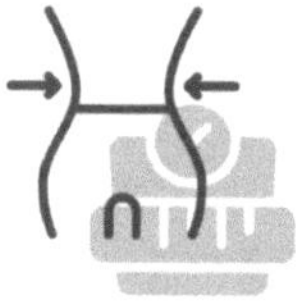

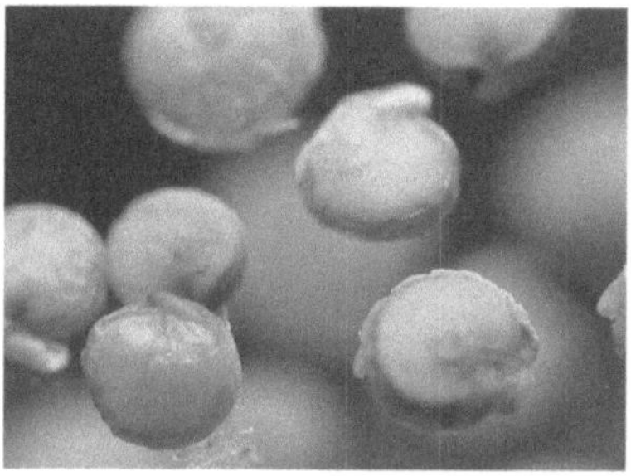

Productos integrales [i26]

Alimentos fritos

Los alimentos fritos a menudo contienen grasas poco saludables y muchas calorías, que pueden sobrecargar el metabolismo y obstaculizar la pérdida de peso. Deben ser evitados durante la dieta de metabolismo sin HCG para apoyar óptimamente al cuerpo.

Carbohidratos refinados

Los carbohidratos refinados, como los productos de harina blanca, se metabolizan rápidamente y pueden provocar picos de azúcar en la sangre que afectan negativamente el metabolismo y fomentan los antojos. Por lo tanto, deben ser reducidos en una dieta de metabolismo sin HCG.

Carne roja

La carne roja contiene nutrientes importantes, pero también mucha grasa saturada, que en grandes cantidades puede sobrecargar el metabolismo. En el marco de la dieta de metabolismo sin HCG, se debe reducir el consumo de carne roja y optar por carne magra o alternativas.

Mariscos

Los mariscos son ricos en proteínas y yodo, que apoyan la función tiroidea. Son una buena alternativa a la carne roja durante la dieta de metabolismo y proporcionan nutrientes importantes sin sobrecargar el metabolismo.

Alimentos prohibidos

Ingredientes problemáticos

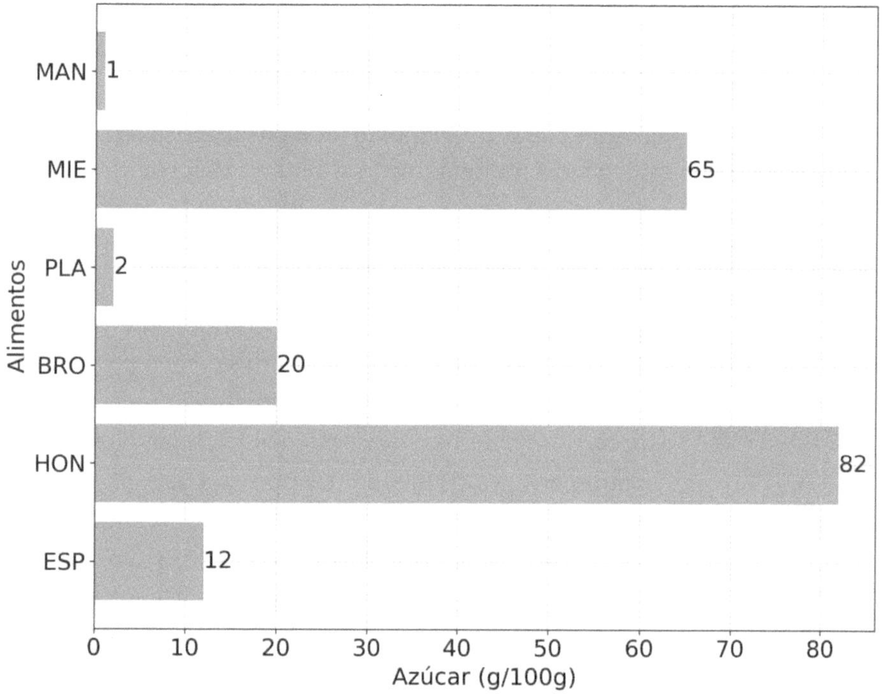

BRO: Brócoli
HON: Miel
MIE: Mermelada
ESP: Espinaca
MAN: Manzana
PLA: Plátano

El diagrama de barras visualiza el contenido de azúcar de varios alimentos. La miel y la mermelada tienen el mayor contenido de azúcar y, por lo tanto, deben evitarse. La fruta contiene azúcar moderado y se puede disfrutar con moderación. Las verduras tienen el contenido de azúcar más bajo y están permitidas sin restricciones.

Especias y hierbas

Las especias y hierbas no solo enriquecen el sabor de los alimentos, sino que también pueden influir positivamente en el metabolismo, constituyendo así un complemento valioso en el marco de una dieta de metabolismo sin HCG. Muchas especias y hierbas contienen sustancias bioactivas que pueden tener diferentes efectos en el organismo [s37]. Por ejemplo, el jengibre y el chile pueden estimular la termogénesis, es decir, la producción de calor en el cuerpo, y así aumentar ligeramente el consumo de energía. La canela, por su parte, puede mejorar la insulinempfindlichkeit y reducir las fluctuaciones de azúcar en sangre, lo que puede prevenir los antojos. También hierbas como el romero y el orégano contienen compuestos antioxidantes que pueden contrarrestar el daño celular y promover la salud general [s37]. La cúrcuma, un componente del curry, contiene curcumina, a la que se le atribuyen propiedades antiinflamatorias. A través de la combinación inteligente de diversas especias y hierbas, se pueden refinar los platos cotidianos y al mismo tiempo apoyar la dieta de metabolismo. Por ejemplo, un filete de pechuga de pollo sazonado con romero, tomillo y un poco de chile no solo ofrece una experiencia de sabor aromática, sino que también puede estimular el metabolismo y apoyar la quema de grasa. Sin embargo, tenga en cuenta que las especias y hierbas por sí solas no hacen milagros: son un complemento a una dieta equilibrada y un estilo de vida saludable.

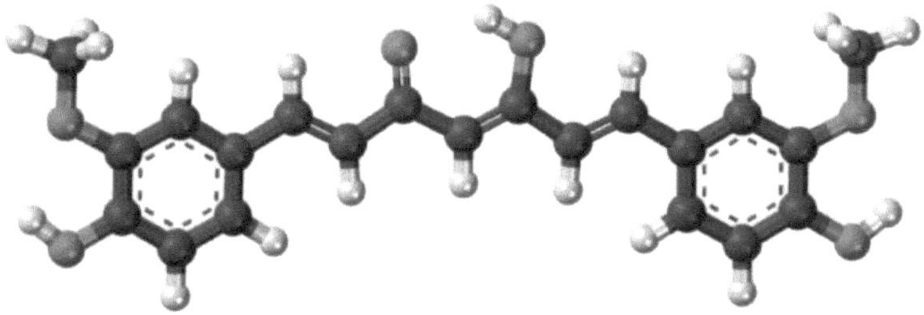

Curcumina [i27]

Bueno saber

Compuestos antioxidantes

Los compuestos antioxidantes protegen las células del cuerpo contra daños causados por radicales libres. Contribuyen a la salud general y pueden reducir procesos inflamatorios que pueden afectar negativamente el metabolismo. Hierbas como el romero y el orégano son ricas en compuestos antioxidantes.

Curcumina

La curcumina es el pigmento amarillo de la cúrcuma, a la que se le atribuyen propiedades antiinflamatorias y antioxidantes. Las inflamaciones pueden afectar el metabolismo, por lo que la curcumina puede ser útil en moderación durante una dieta de metabolismo.

Sustancias bioactivas

Las sustancias bioactivas son compuestos en los alimentos que pueden tener efectos positivos en la salud más allá de su valor nutricional. En especias y hierbas se encuentran muchas sustancias bioactivas que pueden influir en el metabolismo y así apoyar una dieta de metabolismo.

Impacto de las Especias y Hierbas en el Metabolismo

Efecto y frecuencia de uso de especias y hierbas en el metabolismo durante una dieta sin HCG.

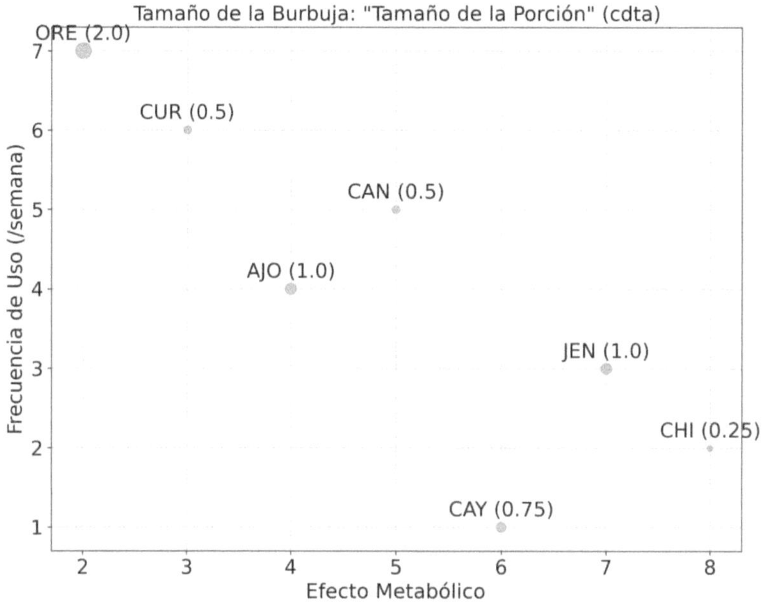

Blasengröße: Tamaño de la Porción (cdta)

AJO: Ajo

CAY: Cayena

CUR: Cúrcuma

ORE: Orégano

CAN: Canela

CHI: Chile

JEN: Jengibre

Generalmente, las especias y hierbas utilizadas con frecuencia tienden a tener un efecto metabólico más suave. El jengibre, aunque se usa con menos frecuencia, exhibe un fuerte impacto positivo. Por el contrario, la canela, a pesar de su uso frecuente, muestra un efecto moderado. El chile, aunque menos frecuente, también muestra una fuerte influencia. Esto sugiere que la incorporación estratégica de especias específicas, como el jengibre y el chile, puede beneficiar significativamente la función metabólica incluso con un uso menos frecuente.

Consejos concretos

- Componga su caja de alimentos individual, llena de componentes nutritivos y digestivos que benefician su metabolismo.
- Emprenda un viaje culinario y explore el mundo de las verduras olvidadas y los antiguos cereales.
- Déjese inspirar por la naturaleza y ajuste su selección de alimentos según la oferta estacional de su mercado local.
- Transforme su compra en una experiencia sensorial: huela, toque y observe los alimentos conscientemente antes de seleccionarlos.
- Establezca una relación personal con sus alimentos al conocer su origen y proceso de producción.
- Experimente con combinaciones de especias inusuales y cree así experiencias de sabor únicas que estimulen su metabolismo.
- Comparta sus descubrimientos culinarios con otros y déjese inspirar por sus ideas y recetas.
- Integre la preparación de sus comidas como una parte fundamental de su autocuidado y disfrute del proceso creativo.
- Cree pequeños momentos de placer en su vida diaria al disfrutar de sus comidas con calma y atención.
- Déjese inspirar por la cocina tradicional de sus antepasados y redescubra recetas y alimentos olvidados.
- Conviértase en un detective de alimentos y explore la composición y los valores nutricionales de los productos que consume a diario.
- Desarrolle un sentido de las necesidades de su cuerpo y aprenda a interpretar correctamente sus señales de hambre y saciedad.
- Considere su alimentación como una inversión en su salud y bienestar, y elija sus alimentos con cuidado.

Revisión - 2. Concepto nutricional

"Un concepto nutricional bien pensado es la clave para un metabolismo saludable y un manejo del peso sostenible. El enfoque no debe centrarse únicamente

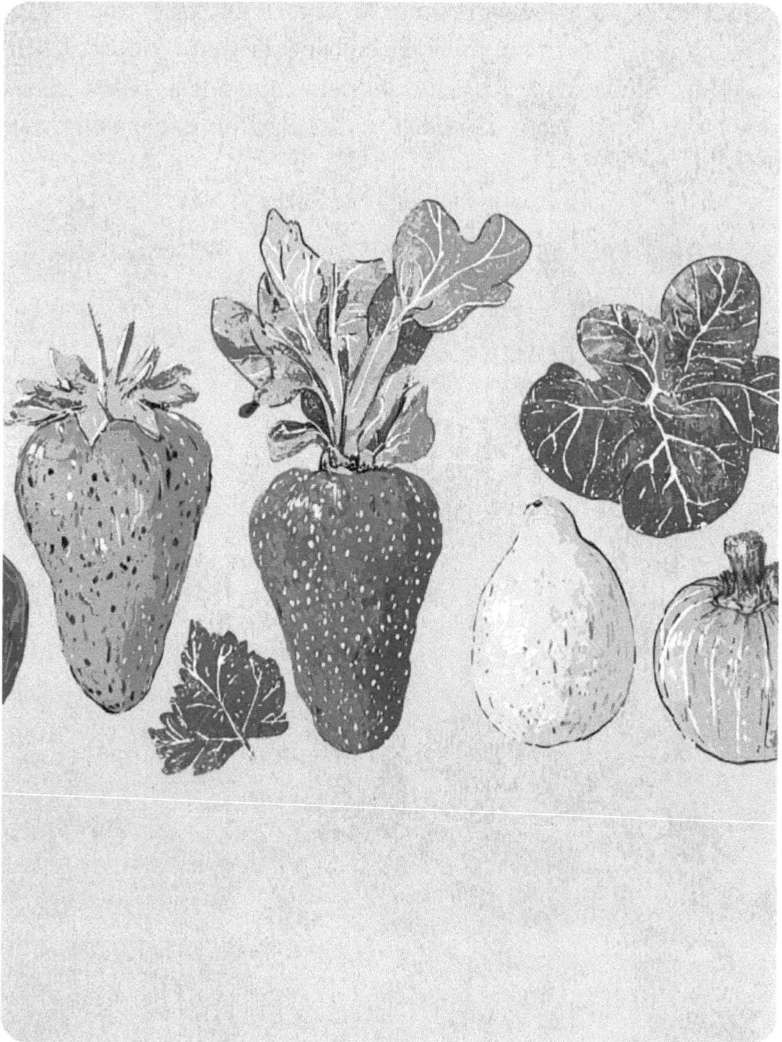

3. Programa de ejercicios

¿Sabía que nuestro cuerpo sigue quemando calorías mucho después del entrenamiento? El movimiento adecuado es la clave para un metabolismo activo y apoya la quema natural de grasa durante la cura. Desde actividades cotidianas suaves hasta sesiones de ejercicio específicas, cada forma de movimiento contribuye al éxito. No se trata de alcanzar máximos rendimientos, sino de la óptima combinación de intensidad y regularidad. En este capítulo, aprenderá cómo diseñar su programa de movimiento personal y así apoyar eficazmente su cura metabólica.

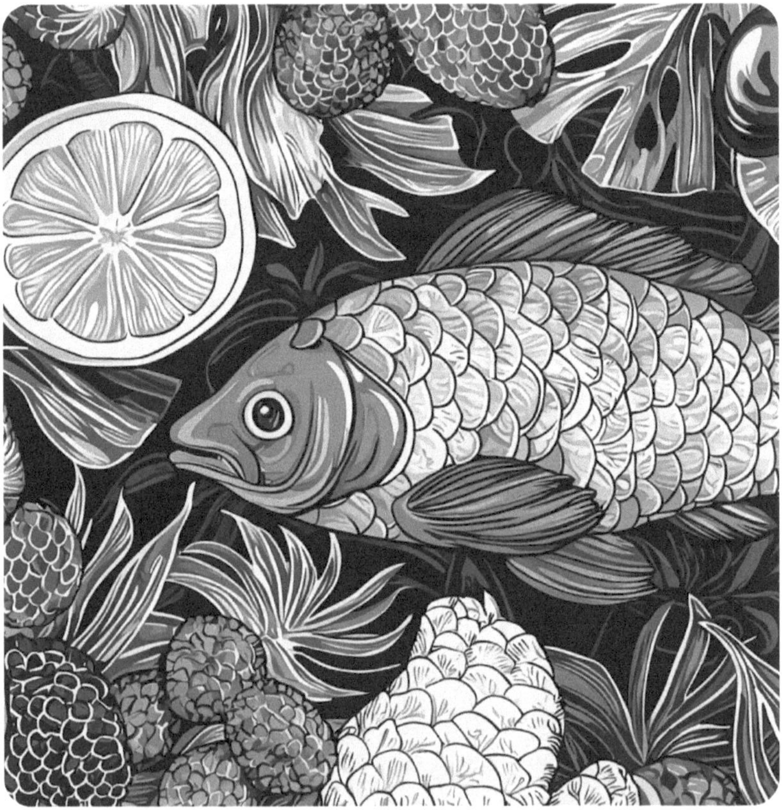

3. 1 Ejercicios que activan el metabolismo

Un metabolismo activo es fundamental para la regulación del peso y el bienestar general. El ejercicio desempeña un papel decisivo en este aspecto. Este capítulo presenta diversas formas de ejercicio que activan el metabolismo de manera específica y fomentan tanto la quema de grasa como la condición física general. Se analizan las ventajas respectivas, la ejecución óptima y los posibles desafíos. El entrenamiento de resistencia, fuerza y flexibilidad se complementan de manera óptima y juntos forman un programa de ejercicio efectivo. La combinación adecuada de estas formas de entrenamiento permite estimular el metabolismo, desarrollar músculos y mejorar la flexibilidad. Descubra ahora cómo puede activar su metabolismo de forma natural y alcanzar sus objetivos de fitness con el programa de entrenamiento adecuado.

La combinación de entrenamiento de resistencia y fuerza con ejercicios de flexibilidad maximiza la activación del metabolismo, promueve la quema de grasa y mejora la condición física y la salud en general.

Unidades de resistencia

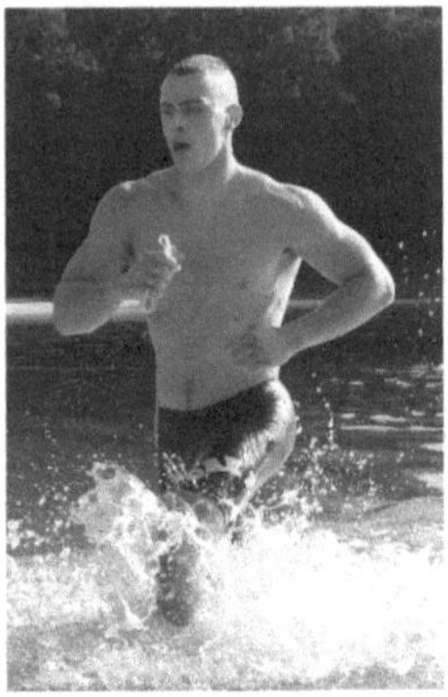

Flexibilidad [i29]

Las unidades de resistencia fomentan la quema de grasa y aumentan la condición física general. Contribuyen a mejorar la salud cardiovascular y aumentan la capacidad de resistencia. A través del entrenamiento regular, se estimula el metabolismo, incluso en reposo. Este efecto tiene un impacto positivo en la regulación del peso, ya que el cuerpo consume más energía. La intensidad de las unidades de resistencia influye en qué fuentes de energía utiliza principalmente el cuerpo. A baja intensidad, el cuerpo quema principalmente grasa, mientras que a mayor intensidad, los carbohidratos juegan un papel más importante. Un pulsómetro puede ayudar a encontrar el rango óptimo para la quema de grasa. Para activar el metabolismo de manera efectiva, las unidades de resistencia deben realizarse durante un período prolongado. Aunque las cargas cortas e intensas también son efectivas para la condición física, para una quema de grasa y activación del metabolismo óptimas, se recomiendan unidades más largas de al menos 30 a 45 minutos. La duración puede ajustarse según el nivel de condición física individual. Los principiantes deben comenzar con unidades más cortas y aumentar gradualmente la duración. Los avanzados pueden aumentar la duración y la intensidad de las unidades. Además de la duración, el tipo de unidad de resistencia también juega un papel. Actividades adecuadas son, por ejemplo, correr, nadar, andar en bicicleta o caminar rápido. Es importante elegir una actividad que sea placentera y que se integre bien en la vida diaria. De este modo, se puede mantener la motivación a largo plazo. Variar las sesiones de entrenamiento también evita un estancamiento y fomenta el progreso del entrenamiento. Quien corre regularmente podría, por ejemplo, reemplazar una sesión por nadar o hacer un paseo en bicicleta. La integración de unidades de resistencia en la vida diaria requiere planificación y disciplina. Actividades cotidianas como subir escaleras en lugar de usar el ascensor o ir a pie al supermercado ofrecen oportunidades adicionales para estimular el metabolismo y quemar más calorías. Estos pequeños cambios en la vida diaria se suman y contribuyen a mejorar la condición física y la regulación del peso a largo plazo. Quien recorre su camino al trabajo en bicicleta no solo ahorra tiempo en el gimnasio, sino que también hace algo por su salud y el medio ambiente. Además de la quema de grasa y la activación del metabolismo, las unidades de resistencia ofrecen una serie de otros beneficios para la salud. Fortalecen el sistema cardiovascular, mejoran la función pulmonar y reducen el riesgo de enfermedades crónicas como diabetes tipo 2, hipertensión y ciertos tipos de cáncer. El entrenamiento de resistencia regular tiene un efecto positivo en el sistema inmunológico, mejora la calidad del sueño y promueve el manejo del estrés. El deporte de resistencia también contribuye a mejorar el estado de ánimo y puede aliviar los síntomas de depresión. Para un efecto óptimo, las unidades de resistencia deben integrarse regularmente en el plan semanal. Idealmente, se deben realizar de tres a cinco unidades por semana. La distribución de las unidades a lo largo de la semana puede ajustarse individualmente. Es importante escuchar a su cuerpo y planificar días de descanso para evitar el sobreentrenamiento. Los signos de sobreentrenamiento pueden incluir fatiga, trastornos del sueño, disminución del rendimiento o una mayor susceptibilidad a infecciones. En tales casos, es recomendable reducir la carga de entrenamiento o tomar un descanso. Además de la frecuencia y duración de las unidades de resistencia, también es importante la intensidad adecuada. Como regla general, se debe poder mantener una conversación durante el entrenamiento. La respiración debe ser un poco más rápida, pero no tanto como para quedarse sin aliento. Al principio y al final de cada unidad, se debe incluir una fase de calentamiento y un enfriamiento para preparar el cuerpo para el esfuerzo y luego calmarlo nuevamente. Un breve estiramiento después del entrenamiento mejora la flexibilidad y previene el dolor muscular. La combinación de unidades de resistencia con entrenamiento de fuerza es especialmente efectiva para estimular el metabolismo y mejorar la composición corporal. El entrenamiento de fuerza aumenta la masa muscular, lo que eleva el metabolismo basal y, por lo tanto, se queman más calorías incluso en reposo. Se recomiendan de dos a tres sesiones de entrenamiento de fuerza por semana que trabajen todos los grupos musculares importantes. Los ejercicios con el propio peso corporal, como flexiones, sentadillas o zancadas, son una forma efectiva de desarrollar fuerza sin necesidad de equipos. Quien trabaja en una oficina puede aprovechar breves pausas para hacer algunos ejercicios de estiramiento o usar las escaleras en lugar del ascensor. La alimentación juega un papel importante en el éxito de la dieta metabólica. Una dieta equilibrada con muchas frutas, verduras, productos integrales, proteínas magras y grasas saludables proporciona al cuerpo los nutrientes necesarios y apoya el metabolismo. También es importante una ingesta adecuada de líquidos para apoyar óptimamente los procesos metabólicos. El agua, el té sin azúcar o los zumos diluidos son los mejores para saciar la sed. Las bebidas azucaradas deben evitarse, ya que pueden afectar negativamente el metabolismo. Quien aún siente hambre por la noche después del trabajo puede tomar un pequeño refrigerio rico en proteínas, como un yogur natural con nueces y bayas, para prevenir ataques de hambre. Un estilo de vida saludable con ejercicio regular y una dieta equilibrada es la clave para un metabolismo activo y un bienestar a largo plazo. Las unidades de resistencia forman una base importante para aumentar la condición física, fomentar la quema de grasa y mejorar la salud. A través de la integración de unidades de resistencia en la vida diaria, combinadas con una alimentación consciente, se pueden lograr éxitos sostenibles.

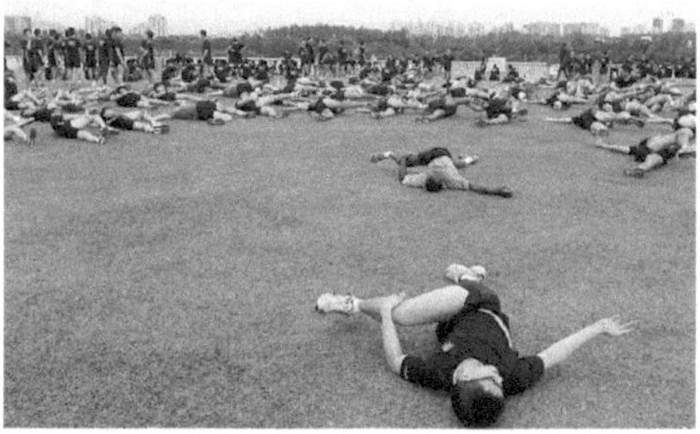

Enfriamiento [i28]

Bueno saber

Cardiovascular

Se refiere al corazón y los vasos sanguíneos. La mejora de la salud cardiovascular a través del ejercicio de resistencia reduce el riesgo de enfermedades cardíacas y accidentes cerebrovasculares en el contexto de una dieta metabólica.

Flexibilidad

La movilidad de las articulaciones y músculos. El estiramiento regular mejora la flexibilidad y previene lesiones, lo cual es especialmente importante en una dieta metabólica con mayor actividad física.

Hipertensión

Presión arterial crónicamente elevada que aumenta el riesgo de enfermedades cardiovasculares. El entrenamiento de resistencia puede ayudar a reducir la presión arterial y así apoyar los efectos positivos de la dieta metabólica.

Metabolismo basal

La cantidad de energía que el cuerpo necesita en reposo. El entrenamiento de fuerza aumenta el metabolismo basal mediante el desarrollo de masa muscular, lo que apoya el éxito de una dieta metabólica, ya que se queman más calorías.

Frecuencia cardíaca y quema de grasa durante el ejercicio

Correlación entre la frecuencia cardíaca y la quema de grasa durante diversas intensidades de ejercicio.

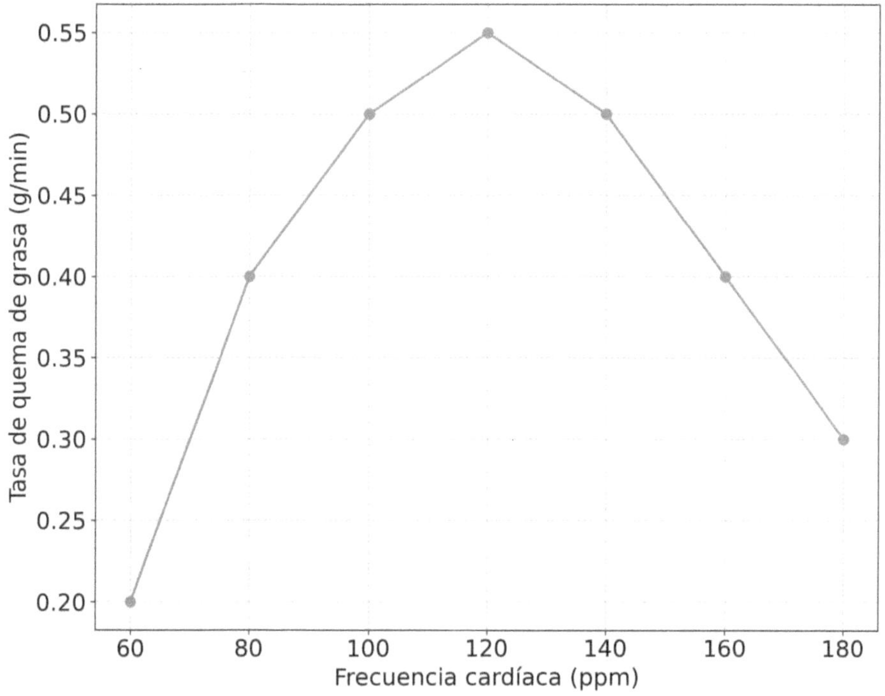

El gráfico muestra que la quema de grasa se maximiza a intensidades de ejercicio moderadas. Si bien las intensidades más altas queman más calorías en general, la proporción de grasa quemada disminuye a medida que el cuerpo depende más de los carbohidratos para obtener energía. Esto enfatiza la importancia de incorporar entrenamientos de intensidad moderada para una pérdida de grasa óptima.

Entrenamiento de fuerza

El entrenamiento de fuerza trabaja los músculos a través de resistencias específicas y, por lo tanto, estimula su crecimiento y fortalecimiento. Este proceso, conocido como <u>hipertrofia muscular</u>, aumenta el consumo de calorías no solo durante el entrenamiento, sino también en períodos de descanso. Porque más masa muscular significa un mayor metabolismo basal: el cuerpo quema más energía incluso en reposo. [s38] Además del efecto positivo en el metabolismo y la composición corporal, el entrenamiento de fuerza también mejora la densidad ósea, lo cual es especialmente relevante para las mujeres, ya que son más propensas a sufrir de <u>osteoporosis</u> a medida que envejecen. [s39] Además, el entrenamiento regular con pesas o con el propio peso corporal fortalece las articulaciones y los ligamentos, previniendo así lesiones en la vida cotidiana. La integración del entrenamiento de fuerza en un programa de ejercicio debe ser bien planificada. Dos a tres sesiones por semana que incluyan todos los grupos musculares grandes: piernas, espalda, pecho, hombros, brazos y abdomen, son suficientes. Los principiantes deben comenzar con pesos más ligeros o con su propio peso corporal y aumentar la carga lentamente. Es importante realizar los ejercicios correctamente para evitar lesiones. Quien tenga dudas puede recibir

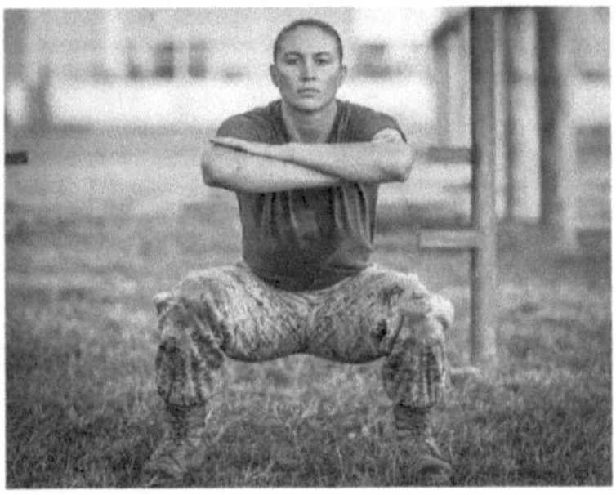

Sentadilla [i30]

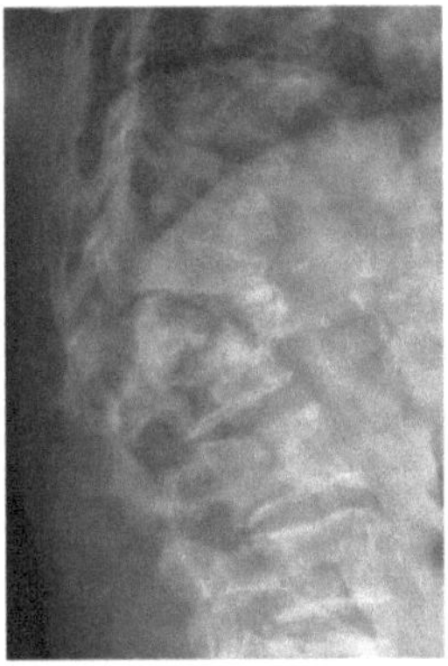

Osteoporosis [i31]

orientación de un entrenador o entrenadora en el gimnasio. Por ejemplo, al hacer sentadillas, se debe prestar atención a que la espalda se mantenga recta y que las rodillas no sobresalgan más allá de los dedos de los pies. Para el desarrollo muscular, no solo es decisivo el entrenamiento en sí, sino también la recuperación. Los músculos necesitan tiempo para recuperarse y crecer después del esfuerzo. Dormir lo suficiente y tener una dieta rica en proteínas apoyan este proceso. También la toma de medicamentos puede influir en el efecto del entrenamiento de fuerza. Por ejemplo, la actividad física intensa puede reducir la motilidad gástrica y retrasar la absorción de ciertos medicamentos. [s40] Quien tome medicamentos regularmente debe hablar con su médico para discutir posibles interacciones con el entrenamiento. También se pueden observar reacciones hormonales al entrenamiento de fuerza, como un aumento de testosterona y estradiol. [s38] Estas reacciones pueden variar según el sexo, la intensidad del entrenamiento y otros factores individuales. Así, en las mujeres, tanto los niveles de testosterona libre como los totales pueden aumentar después de una sesión de entrenamiento de fuerza. [s38] Sin embargo, los efectos a largo plazo sobre el equilibrio hormonal aún no se han investigado exhaustivamente. Por lo tanto, el entrenamiento de fuerza puede tener múltiples efectos en el cuerpo que van más allá del simple desarrollo muscular.

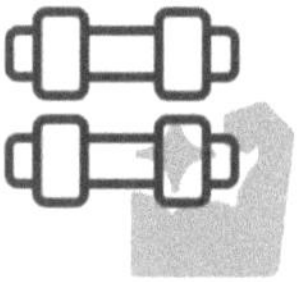

Bueno saber

Hipertrofia muscular

La hipertrofia muscular es el crecimiento del tejido muscular a través del aumento del volumen de las fibras musculares individuales. Se estimula mediante el entrenamiento de fuerza regular y contribuye a un mayor consumo de calorías, lo que puede apoyar la pérdida de grasa durante una dieta de metabolismo.

Motilidad gástrica

La motilidad gástrica describe el movimiento del estómago que transporta los alimentos a través del tracto digestivo. El entrenamiento intenso puede ralentizar este movimiento y afectar la absorción de nutrientes que son importantes para el éxito de una dieta de metabolismo.

Osteoporosis

La osteoporosis es una enfermedad que debilita los huesos y los hace más propensos a fracturas. El entrenamiento de fuerza puede ayudar a mejorar la densidad ósea y reducir el riesgo de osteoporosis, lo cual es especialmente importante para mantener la salud física durante una dieta de metabolismo.

Testosterona

La testosterona es una hormona que se encuentra tanto en hombres como en mujeres y juega un papel importante en el desarrollo muscular y la quema de grasa. El entrenamiento de fuerza puede aumentar los niveles de testosterona, lo que puede influir positivamente en el éxito de una dieta de metabolismo sin HCG.

Activación metabólica de los ejercicios de entrenamiento de fuerza

Comparación del gasto calórico durante varios ejercicios

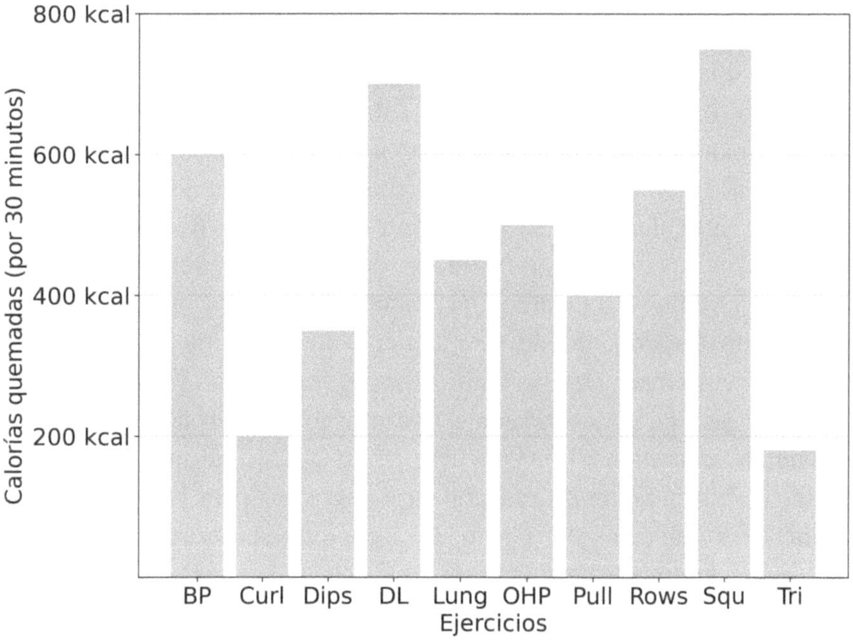

BP: Press de banca

Curl: Curl de bíceps

Dips: Fondos

DL: Peso muerto

Lung: Zancadas

OHP: Press de hombros

Pull: Dominadas

Rows: Remo con barra

Squ: Sentadillas

Tri: Extensiones de tríceps

Los movimientos compuestos de alta intensidad como las sentadillas, el peso muerto y el press de banca provocan la mayor respuesta metabólica, quemando más calorías tanto durante como después del entrenamiento. Los ejercicios de aislamiento como los curls de bíceps y las extensiones de tríceps, aunque son beneficiosos para el crecimiento muscular, tienen un impacto comparativamente menor en la activación metabólica. Esto sugiere priorizar los ejercicios compuestos para maximizar el gasto calórico y el impulso metabólico durante un programa metabólico sin HCG.

Ejercicios de movilidad

Los ejercicios de movilidad mantienen y mejoran la función articular y fomentan la flexibilitaet de los músculos. Un rango de movimiento sin restricciones facilita las actividades diarias y previene lesiones, manteniendo los músculos, tendones y ligamentos flexibles. El entrenamiento de movilidad puede integrarse en la vida cotidiana, por ejemplo, mediante estiramientos regulares al levantarse o antes de dormir. Los estiramientos dinámicos, donde las articulaciones se movilizan mediante movimiento – como círculos con los brazos o balanceo de piernas – son especialmente adecuados como preparación para actividades deportivas. El estiramiento estático, donde se mantiene una posición de estiramiento durante un tiempo determinado, es más efectivo para mejorar la movilidad general y debería realizarse idealmente después del deporte o en días sin entrenamiento. Quienes, por ejemplo, pasan mucho tiempo sentados, se benefician de estiramientos regulares para los flexores de la cadera y los músculos del pecho, para contrarrestar tensiones y mejorar la postura. Aunque el enfoque de una dieta de metabolismo se centra en la activación del metabolismo a través de entrenamiento de resistencia y fuerza, el entrenamiento de movilidad no debe ser descuidado, ya que mejora el rendimiento y previene lesiones. Durante el embarazo, los ejercicios de movilidad pueden influir positivamente en la función placentaria y contribuir así a la salud del niño [s41]. Sin embargo, las mujeres embarazadas deben consultar a su médico para crear un programa de entrenamiento adecuado. A través de la combinación de diferentes formas de entrenamiento – resistencia, fuerza y movilidad – se crea un programa de movimiento integral que promueve tanto la condición física como el bienestar general. El entrenamiento regular, combinado con una dieta equilibrada, apoya la regulación del peso y contribuye a un estilo de vida saludable a largo plazo.

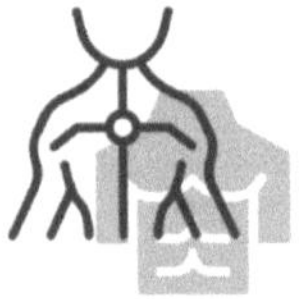

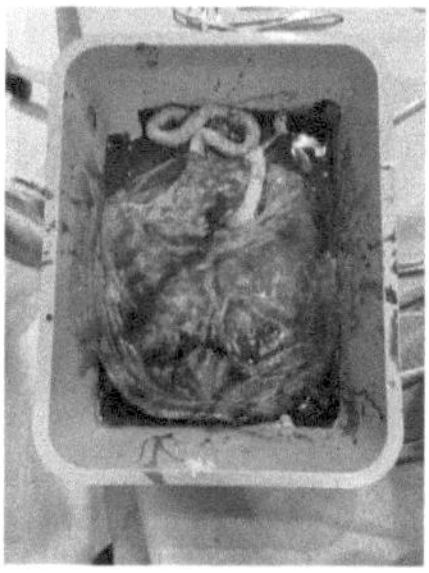

Placenta [i32]

Intensidad del ejercicio y activación metabólica

Comparación del efecto metabólico de diferentes ejercicios.

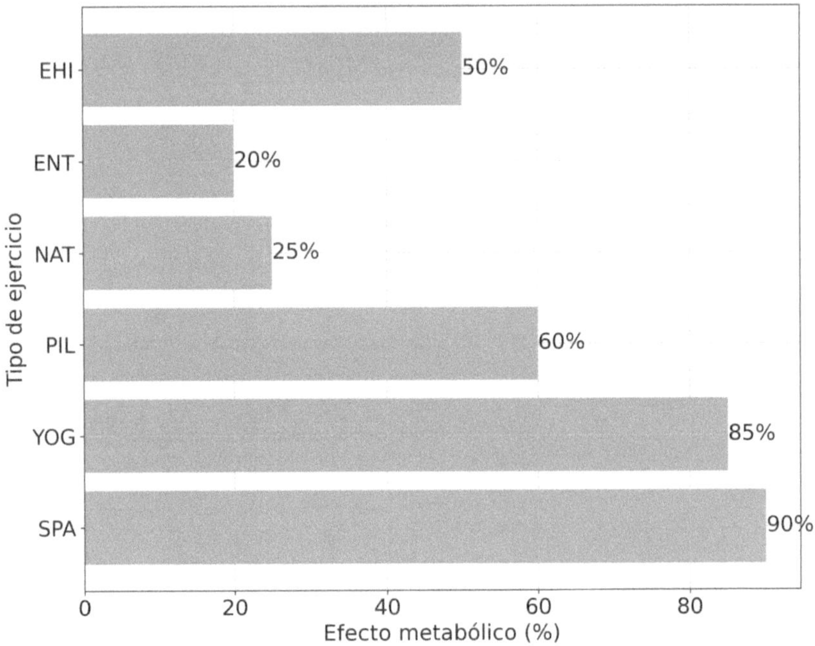

EHI: Entrenamiento a intervalos de alta intensidad

ENT: Entrenamiento de fuerza

NAT: Natación

PIL: Pilates

SPA: Caminar

YOG: Yoga

El diagrama de barras horizontal ilustra la influencia relativa de diferentes formas de ejercicio en el metabolismo. Yoga y Pilates muestran la menor influencia, mientras que HIIT y el entrenamiento de fuerza activan el metabolismo más intensamente. Las actividades moderadas como caminar y nadar se encuentran en el rango medio y ofrecen un enfoque equilibrado.

Consejos concretos

- Transforma tu trayecto al trabajo en un mini-entrenamiento y recorre tramos a pie o en bicicleta.
- Aprovecha la pausa del almuerzo para dar un paseo por el parque o hacer algunas series de escaleras en el edificio de oficinas.
- Bájate una parada antes del autobús o del tren y camina rápidamente el resto del camino.
- Baila al ritmo de tu música favorita mientras realizas las tareas del hogar para integrar el movimiento en tu vida diaria.
- Organiza paseos o caminatas regulares con amigos o familiares.
- Haz tus compras en la zona a pie o en bicicleta, en lugar de usar el coche.
- Incorpora la jardinería u otras actividades físicas al aire libre en tu plan semanal.
- Asiste a una clase de baile o a un deporte que te divierta y estimule tu metabolismo.
- Utiliza las escaleras en lugar de los ascensores y escaleras mecánicas siempre que sea posible.
- Estaciona tu coche deliberadamente más lejos de tu destino para acumular minutos adicionales de caminata.
- Ponte de pie y camina por la habitación durante las llamadas telefónicas o mientras lees.
- Tómate breves pausas de movimiento en el trabajo a intervalos regulares, como estiramientos o saltos de tijera.
- Queda con amigos para realizar actividades deportivas en lugar de ir a tomar café.

3. 2 Intensidad del entrenamiento

La intensidad de entrenamiento adecuada es crucial para el éxito de su programa de metabolismo sin HCG. Afecta tanto la quema de grasa como su salud general. Una carga demasiado alta conduce al sobreentrenamiento y al riesgo de lesiones, mientras que una intensidad demasiado baja minimiza el efecto del entrenamiento. El desafío radica en encontrar el equilibrio óptimo entre esfuerzo y recuperación. Factores como su estado físico actual, posibles enfermedades preexistentes y sus objetivos personales juegan un papel importante en la elaboración de su plan de entrenamiento. Cumplir con este plan es fundamental para el éxito. Descubra cómo controlar su intensidad de entrenamiento de manera óptima y alcanzar sus objetivos de manera efectiva.

La intensidad óptima del entrenamiento se encuentra en el punto dulce individual entre una carga desafiante y una tolerancia segura.

Control de la carga

El control de la carga en el marco de una dieta de intensidad de entrenamiento sin HCG requiere una planificación cuidadosa y una adaptación a las necesidades individuales. Un programa bien estructurado, como el entrenamiento de resistencia de alta intensidad (HIT-RT), puede lograr efectos positivos en los factores de riesgo cardiometabólicos con solo dos sesiones semanales de 35-50 minutos [s42]. La intensidad del entrenamiento es crucial: una alta intensidad tiene un efecto más beneficioso sobre los parámetros cardiometabólicos que una intensidad más baja [s42]. La supervisión y la orientación durante el entrenamiento son importantes para garantizar la seguridad y la efectividad [s42]. Un plan de entrenamiento debe considerar los siguientes puntos: la condición física actual, posibles enfermedades preexistentes y los objetivos personales. La adherencia, es decir, el cumplimiento del plan de entrenamiento, es fundamental para el éxito. Los estudios muestran que la adherencia puede disminuir a lo largo de una intervención y factores como la falta de tiempo o el miedo a lesiones pueden influir en la participación en el entrenamiento [s43]. Para contrarrestar esto, es útil establecer objetivos realistas, integrar el entrenamiento en la vida diaria y, si es necesario, buscar apoyo profesional. También la elección del método de entrenamiento puede influir en la adherencia. Por

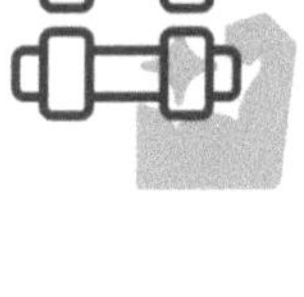

ejemplo, el entrenamiento de intervalos de alta intensidad (HIIT) y el entrenamiento aeróbico y de resistencia en circuito (CAET) muestran diferentes patrones de adherencia [s43]. La combinación de HIT-RT con una ingesta moderada de proteínas puede ser beneficiosa, especialmente para las personas mayores, para satisfacer las necesidades proteicas aumentadas [s42]. Por lo tanto, el control de la carga es un proceso dinámico que requiere ajustes constantes y autorreflexión para asegurar el éxito del entrenamiento a largo plazo y mantener la motivación.

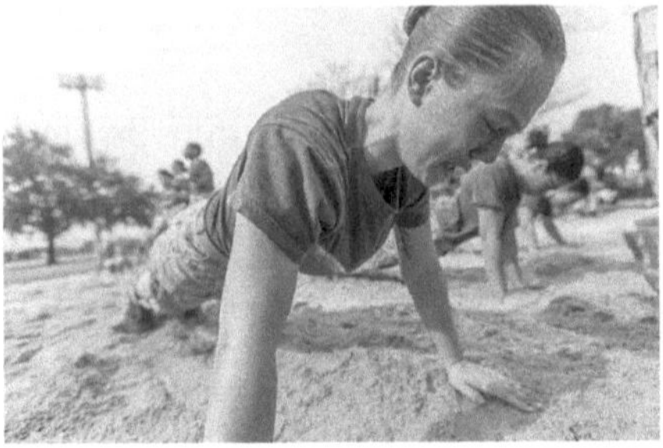

Entrenamiento a intervalos de alta intensidad (HIIT) [i33]

Bueno saber

Entrenamiento Aeróbico y de Resistencia en Circuito (CAET)
Combina entrenamiento de resistencia y fuerza en un circuito. Este método puede mejorar tanto la resistencia como la fuerza muscular, por lo que es una buena opción para una dieta de metabolismo.

Entrenamiento de Resistencia de Alta Intensidad (HIT-RT)
Un método de entrenamiento que combina ejercicios de fuerza cortos e intensos con breves períodos de descanso. Este método es efectivo para aumentar la fuerza muscular y acelerar el metabolismo, lo que puede ser especialmente beneficioso durante una dieta de metabolismo sin HCG.

Gestión de la carga en dietas metabólicas (sin HCG)

Visualización de la intensidad, duración y recuperación del entrenamiento para la gestión de la carga en dietas metabólicas.

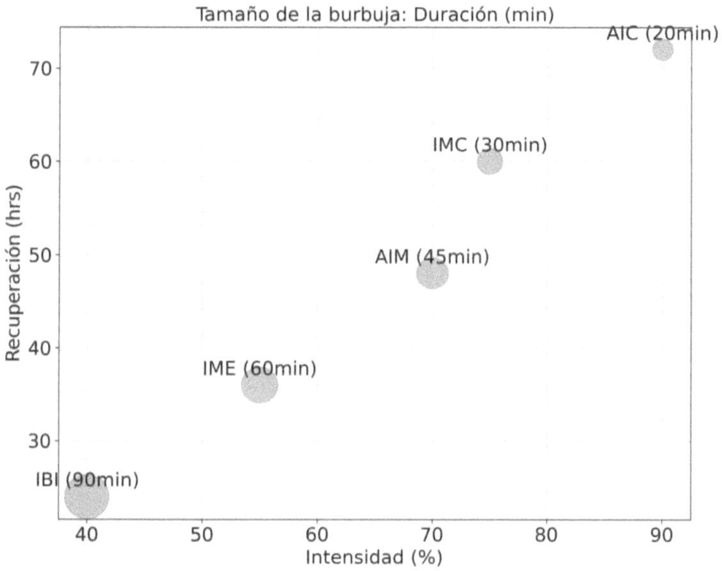

Blasengröße: Duración (min)

AIC: Alta Intensidad Corta

AIM: Alta Intensidad Media

IBI: Intensidad Baja Larga

IMC: Intensidad Media Corta

IME: Intensidad Media Larga

El gráfico destaca la interacción entre la intensidad, la duración y la recuperación del entrenamiento. Las duraciones más largas a intensidades más bajas generalmente requieren menos tiempo de recuperación, mientras que los entrenamientos cortos de alta intensidad exigen períodos de recuperación más largos. Equilibrar estos factores es crucial para optimizar las adaptaciones al entrenamiento y prevenir el sobreentrenamiento en el contexto de una dieta metabólica.

Fases de regeneración

Las fases de regeneración son esenciales para el éxito del entrenamiento y la prevención del sobreentrenamiento. La regeneración activa, como se planifica en algunos protocolos de entrenamiento cada cuatro semanas [s44], promueve la recuperación al mejorar la circulación sanguínea en los músculos y acelerar la eliminación de productos metabólicos. Actividades ligeras como caminar, yoga o nadar son especialmente adecuadas para esto. Así, una caminata de 30 minutos en días sin entrenamiento puede apoyar la regeneración y al mismo tiempo mejorar la condición física general. La integración de movimientos explosivos en la fase concéntrica del entrenamiento, como se practica en algunos estudios [s44], puede aumentar la intensidad del entrenamiento y establecer nuevos estímulos. Sin embargo, esto debe hacerse solo con entrenadores avanzados y bajo supervisión profesional para minimizar el riesgo de lesiones. Además de la regeneración activa, la regeneración pasiva también juega un papel importante. Dormir lo suficiente, de siete a nueve horas por noche, y una dieta equilibrada apoyan la recuperación física. La reducción de la actividad física intensa 48 horas antes de evaluaciones de rendimiento, como se exige en algunos estudios [s44], tiene como objetivo permitir que los músculos se regeneren completamente y así lograr resultados óptimos en las pruebas. Esto subraya que las fases de regeneración deben adaptarse individualmente y ser una parte integral de cada plan de entrenamiento para lograr avances a largo plazo y evitar el sobreentrenamiento.

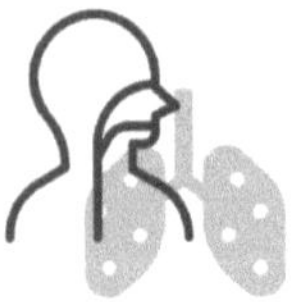

Bueno saber

Evaluaciones de rendimiento

Las evaluaciones de rendimiento deben ajustarse durante una dieta de metabolismo sin HCG para no sobrecargar al cuerpo. Los resultados de las evaluaciones pueden proporcionar información sobre el estado metabólico actual y la intensidad del entrenamiento.

Fases de regeneración

Durante una dieta de metabolismo sin HCG, las fases de regeneración son importantes para dar al cuerpo la oportunidad de adaptarse a la nueva situación metabólica y evitar la pérdida de masa muscular. Una adecuada regeneración apoya la quema de grasa y la conservación de la masa muscular.

Protocolos de entrenamiento

Los protocolos de entrenamiento deben adaptarse a las necesidades individuales y al estado metabólico actual durante una dieta de metabolismo sin HCG. La consideración de las fases de regeneración es crucial para el éxito de la dieta.

Regeneración pasiva

La regeneración pasiva es importante para dar al cuerpo la oportunidad de recuperarse y optimizar los procesos metabólicos. Dormir lo suficiente y tener una dieta equilibrada son esenciales para una dieta de metabolismo exitosa.

Recuperación de la Tasa Metabólica

Recuperación de la tasa metabólica después de una dieta muy baja en calorías (VLCD).

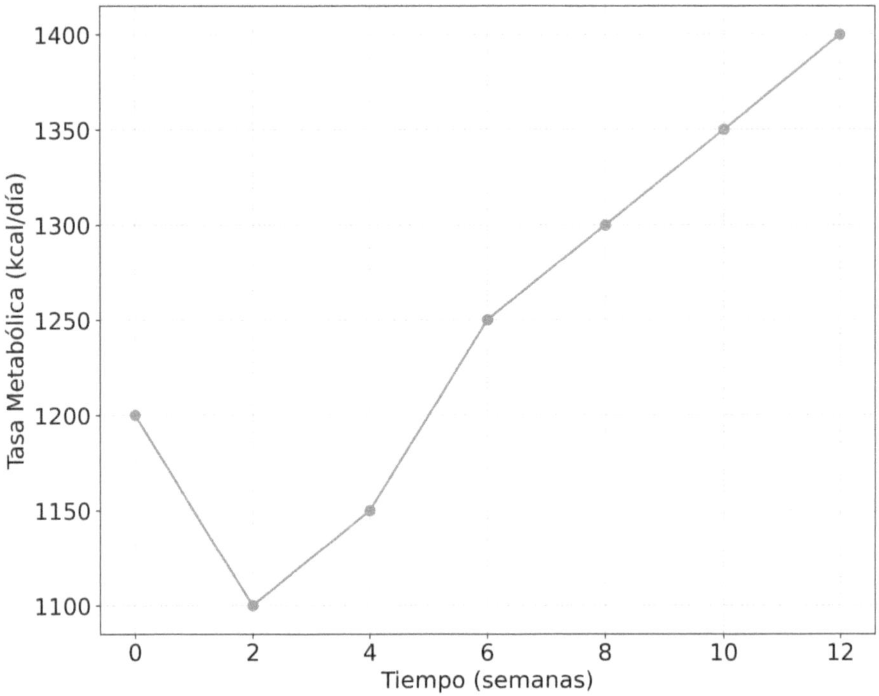

Esta gráfica ilustra la recuperación típica de la tasa metabólica después de una VLCD sin HCG. La caída inicial representa la ralentización metabólica que a menudo se experimenta durante la restricción calórica. El aumento gradual posterior muestra que la tasa metabólica del cuerpo vuelve a la línea de base, aunque la recuperación completa puede llevar tiempo y varía individualmente según factores como el cumplimiento de la dieta, el ejercicio y el metabolismo individual.

Aumento del rendimiento

El aumento del rendimiento dentro de una dieta de metabolismo sin HCG se basa en el equilibrio adecuado entre carga y recuperación. Además de los aspectos ya mencionados de la regeneración y el control de la carga, la adaptación individual del plan de entrenamiento juega un papel crucial en el progreso. Mientras que el entrenamiento en intervalos (HIIT) puede mejorar eficazmente la condición cardiovascular en jóvenes [s45], los pacientes pediátricos con cáncer se benefician de ejercicios de fuerza regulares para mantener y mejorar su rendimiento motor y fuerza muscular [s46]. Estos ejemplos ilustran cuán importante es un diseño de entrenamiento adaptado al estado de salud individual y a la capacidad física. La intensidad debe elegirse de tal manera que sea desafiante, pero al mismo tiempo segura y tolerable. Una intensidad demasiado alta puede llevar a sobrecargas y lesiones, mientras que una intensidad demasiado baja minimiza el efecto del entrenamiento. Como se ha demostrado en pacientes con cáncer, una adaptación individualizada de la carga puede influir positivamente en el rendimiento sin causar efectos secundarios graves [s46]. También la elección del método de entrenamiento puede adaptarse a las necesidades individuales. Tanto el entrenamiento continuo como el entrenamiento en intervalos logran mejoras comparables en la capacidad de entrenamiento y en la calidad de vida relacionada con la salud [s47]. Por lo tanto, se puede elegir el método preferido para fomentar la motivación y el cumplimiento a largo plazo del plan de entrenamiento. Un diario de entrenamiento, en el que se documentan la intensidad del entrenamiento, la duración y la percepción subjetiva, puede ayudar a encontrar la carga óptima y ajustar continuamente el plan de entrenamiento a los progresos individuales. De este modo, se puede maximizar el aumento del rendimiento y al mismo tiempo minimizar el riesgo de sobreentrenamiento.

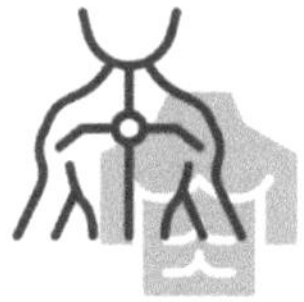

Bueno saber

Entrenamiento continuo

Se refiere a una carga de entrenamiento uniforme durante un período prolongado, por ejemplo, correr a una velocidad constante. Esta forma de entrenamiento puede activar suavemente el metabolismo y estimular la quema de grasa, lo que es relevante para una dieta de metabolismo sin HCG.

Entrenamiento en intervalos

Método de entrenamiento que se caracteriza por la alternancia entre fases de carga de alta intensidad y fases de recuperación. Este tipo de entrenamiento puede activar eficazmente el metabolismo y promover la quema de grasa, lo que es especialmente beneficioso en una dieta de metabolismo sin HCG.

Distribución de la Intensidad del Entrenamiento

Desglose de la intensidad del entrenamiento para la mejora metabólica.

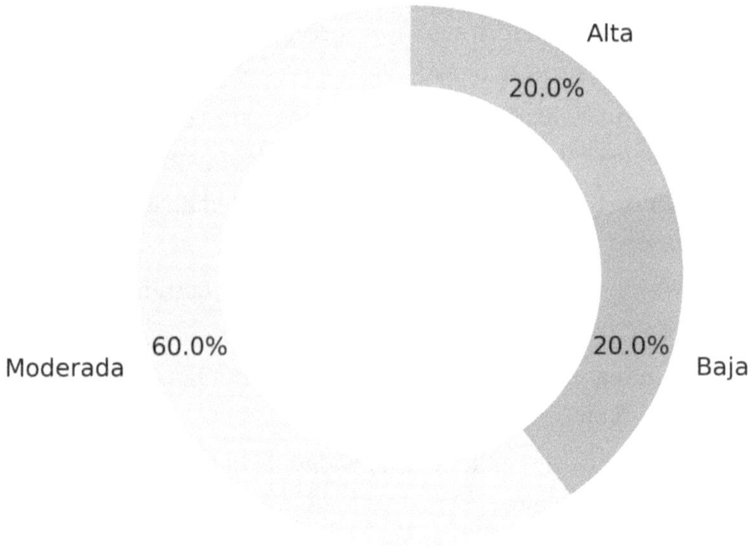

- Alta: Alta Intensidad (ej., HIIT, Carreras)
- Baja: Baja Intensidad (ej., Caminar, Yoga)
- Moderada: Intensidad Moderada (ej., Caminata Rápida, Ciclismo)

El gráfico visualiza la distribución de la intensidad del entrenamiento centrándose en entrenamientos de baja intensidad, intensidad moderada y alta intensidad. Una parte significativa dedicada a la intensidad moderada sugiere un enfoque equilibrado para optimizar la función metabólica sin estrés excesivo, mientras que la inclusión de sesiones de alta y baja intensidad contribuye a la mejora general de la condición física y la recuperación.

Consejos concretos

- Durante el entrenamiento, sienta su cuerpo y ajuste la intensidad según su estado del día.
- Varíe la intensidad del entrenamiento dentro de una sesión mediante cambios de ritmo o variaciones en la ejecución de los ejercicios.
- Utilice su programa de movimiento como un campo de experimentación: explore sus límites con precaución y encuentre su intensidad de confort personal.
- Aumente la intensidad de manera no lineal, sino en forma de olas: después de una fase intensa, siga una fase de recuperación moderada.
- Establezca metas intermedias para su intensidad de entrenamiento y recompénsese por los aumentos alcanzados.
- Visualice su programa de movimiento antes de entrenar y prepárese mentalmente para la intensidad deseada.
- Entrene junto a un compañero y motívense mutuamente a lograr un mejor rendimiento, sin sobrecargarse.
- Utilice música para regular su intensidad de entrenamiento y moverse rítmicamente.
- Varíe el entorno de entrenamiento: entrene a veces en interiores y a veces al aire libre para establecer nuevos estímulos.
- Incorpore elementos lúdicos en su programa de movimiento para fomentar la motivación y el disfrute del ejercicio.
- Reflexione después de cada sesión de entrenamiento sobre su intensidad y anote su percepción subjetiva para observar sus progresos a largo plazo.
- Preste atención a las señales de su cuerpo y reduzca la intensidad en caso de dolor o malestar.

3. 3 Actividades diarias

Incorporar movimiento en la vida diaria es esencial para un metabolismo exitoso y una quema de grasa sostenible. Sin embargo, esto presenta desafíos para muchos: ¿Cómo encontrar tiempo para el ejercicio junto al trabajo, la familia y otras obligaciones? ¿Cómo establecer nuevos hábitos de manera duradera y superar la pereza? Esta sección le mostrará cómo lograr grandes éxitos con pequeños pero efectivos cambios en su vida cotidiana. Descubra estrategias simples que le permitirán integrar el movimiento sin esfuerzo en su rutina diaria y apoyar óptimamente su programa de metabolismo.

El aumento sostenible de la actividad física en la vida cotidiana se logra mediante la modificación gradual de los hábitos existentes y la integración de pequeñas, pero regulares actividades, combinadas con una gestión efectiva del estrés.

Rutinas de ejercicio

Las rutinas de ejercicio se establecen no de la noche a la mañana. Desarrollar hábitos estables lleva tiempo y es individualmente diferente [s48]. En lugar de cambiar completamente la vida de la noche a la mañana, es más sensato introducir cambios graduales y tener expectativas realistas [s48]. Las rutinas saludables deben llevarse a cabo de manera automatizada y requerir pocas decisiones conscientes [s48]. El apoyo en la planificación puede facilitar la creación de tales rutinas [s48]. Por ejemplo, se podrían bloquear horarios fijos para actividades deportivas en el calendario, de manera similar a las citas para reuniones laborales. A largo plazo, el objetivo es integrar el ejercicio firmemente en la vida cotidiana [s49]. Esto no necesariamente significa ir al gimnasio todos los días. Ya pequeños ajustes en la rutina diaria pueden hacer una gran diferencia. Quien utiliza las escaleras en lugar del ascensor o recorre distancias cortas a pie o en bicicleta, integra el ejercicio casi sin darse cuenta en su vida diaria [s49]. Es importante ser creativo y desarrollar estrategias para mantener la rutina incluso ante reveses [s49]. Si, por ejemplo, se debe cancelar una carrera programada debido al mal tiempo, se podría realizar un breve entrenamiento en casa en su lugar. Además de integrar el ejercicio en la vida cotidiana, es recomendable incluir intencionadamente diferentes tipos de entrenamiento en la rutina de ejercicio [s50]. El entrenamiento de resistencia, como correr o nadar, fortalece el corazón, los pulmones y la circulación, y aumenta la capacidad física en la vida diaria [s50].

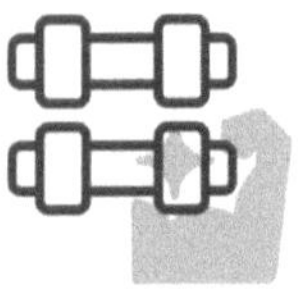

El entrenamiento de fuerza promueve el desarrollo muscular, lo que no solo mantiene la fuerza física, sino también la independencia en la vejez [s50]. El entrenamiento de equilibrio, como el yoga o el tai chi, previene caídas, un aspecto importante especialmente para las personas mayores [s50]. Y, finalmente, el estiramiento regular mejora la flexibilitaet y facilita los movimientos cotidianos [s50]. Una combinación de estos cuatro tipos de ejercicio –

resistencia, fuerza, equilibrio y flexibilidad – proporciona un efecto óptimo de entrenamiento y contribuye a la salud a largo plazo [s50]. Planificar actividades con otros y establecer objetivos comunes puede aumentar la motivación y consolidar la rutina [s49].

Bueno saber

Expectativas realistas

Las expectativas realistas sobre el cambio en las actividades diarias en el marco de la dieta metabólica son importantes para evitar la frustración y mantener la motivación. Los pequeños éxitos graduales son más sostenibles que los objetivos poco realistas.

Independencia

La independencia en la vejez puede ser promovida a través del ejercicio regular, especialmente el entrenamiento de fuerza, durante una dieta metabólica sin HCG. Un cuerpo fuerte ayuda a realizar las tareas diarias con mayor facilidad y reduce el riesgo de caídas.

Individual

En una dieta metabólica sin HCG, es importante adaptar las rutinas de ejercicio a las necesidades y posibilidades personales. Factores como el nivel de condición física, la edad y las limitaciones de salud juegan un papel importante.

Reveses

Los reveses, como enfermedades o falta de tiempo, pueden interrumpir la rutina de ejercicio durante una dieta metabólica sin HCG. Es importante desarrollar estrategias para superar estos reveses y volver a la rutina lo más rápido posible.

Distribución Diaria de Actividades (Sin HCG)

Desglose de las actividades diarias que impactan el metabolismo.

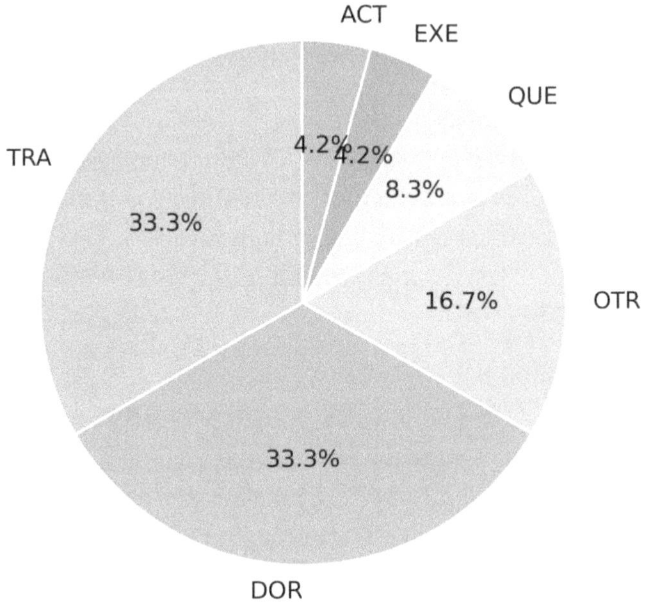

ACT: Desplazamientos/Mandados Activos
EXE: Ejercicio
QUE: Quehaceres/Tareas del Hogar
DOR: Durmiendo
OTR: Otras Actividades (Comer, Relajarse)
TRA: Trabajo (Sedentario)

Este gráfico destaca la importancia de incorporar diversas actividades a lo largo del día para estimular el metabolismo. Una parte significativa del día se pasa durmiendo, lo que enfatiza la necesidad de un descanso de calidad. Si bien el ejercicio dedicado es crucial, incorporar más movimiento en las actividades rutinarias, como las tareas del hogar y los desplazamientos activos, puede contribuir significativamente a la salud metabólica general. Minimizar el tiempo sedentario es clave para maximizar los beneficios metabólicos.

Aumento de la actividad

El aumento de la actividad cotidiana tiene un efecto positivo en el metabolismo y apoya la quema de grasa. Para aumentar esta actividad de manera sostenible, se pueden emplear diferentes enfoques. Un aspecto importante es la adaptación gradual del nivel de actividad física habitual. En lugar de introducir de manera radical nuevos y intensos entrenamientos, es más efectivo modificar los hábitos existentes y aumentar el movimiento en la vida diaria [s51]. Quien conduce al trabajo todos los días podría optar por ir a pie o en bicicleta, al menos algunos días de la semana. Estos cambios cotidianos se suman y contribuyen, a lo largo del tiempo, a un estilo de vida más activo. Otro factor que influye en la actividad física es el estrés [s51]. El estrés crónico puede llevar a una disminución del placer por el movimiento y a un aumento de las actividades sedentarias. Para contrarrestar esto, se deben desarrollar estrategias de manejo del estrés. Técnicas de relajación como la meditación, el yoga o el entrenamiento autógeno pueden ayudar a reducir el estrés y, por ende, fomentar la motivación para el movimiento. La combinación de manejo del estrés y aumento de la actividad es especialmente efectiva, ya que la actividad física puede reducir el estrés por sí misma. Un paseo por la naturaleza o una ligera carrera después de un día de trabajo estresante puede, por ejemplo, ayudar a liberar tensiones y recargar energías. Además del aumento del movimiento cotidiano y la gestión del estrés, el diseño del entorno personal juega un papel importante. Un entorno accesible y atractivo puede aumentar la motivación para el movimiento. Quien vive cerca de un parque o un gimnasio tiene más facilidad para mantenerse activo regularmente. También el diseño del lugar de trabajo puede tener un impacto. Un escritorio ajustable en altura permite alternar entre estar sentado y de pie, activando así la musculatura y promoviendo la circulación. Usar las escaleras en lugar del ascensor o dar un breve paseo durante la pausa del almuerzo son otras formas de integrar el movimiento en la rutina laboral. Para mantener la motivación a largo plazo, es útil documentar los progresos y establecer metas realistas. Un fitness tracker o una aplicación pueden ayudar a registrar el número de pasos diarios, la distancia recorrida o el consumo de calorías. Observar los propios logros motiva y refuerza la decisión de continuar en el camino elegido. Es importante que las metas se ajusten de manera individual y sean alcanzables. Objetivos demasiado ambiciosos pueden llevar rápidamente a la frustración y desmotivación. Es mejor comenzar poco a poco y aumentar gradualmente la intensidad y duración de las actividades.

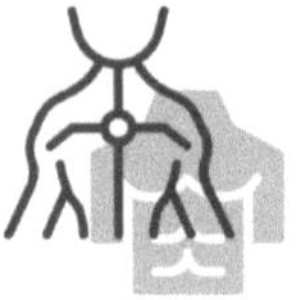

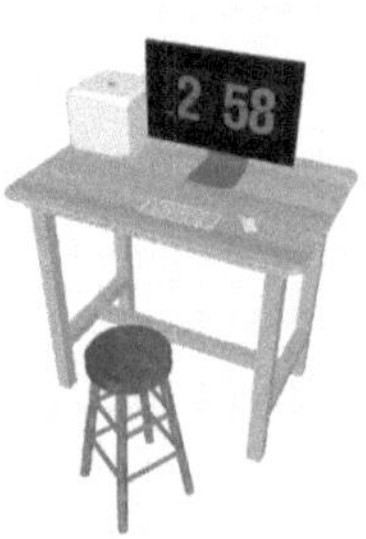

Escritorio de altura ajustable [i34]

Bueno saber

Entrenamiento autógeno

Técnica de relajación que puede ayudar en el contexto de la dieta metabólica a reducir el estrés y aumentar la disposición para más movimiento en la vida diaria.

Estrés crónico

Estado de estrés persistente que puede afectar negativamente la motivación para las actividades cotidianas y, por ende, el éxito de la dieta metabólica.

Fitness tracker

Dispositivo electrónico que mide la actividad física y promueve la motivación para aumentar el movimiento cotidiano en el marco de la dieta metabólica.

Modificar

Cambiar las actividades cotidianas existentes para estimular el metabolismo y apoyar la quema de grasa en el marco de la dieta metabólica de 30 días. Ejemplos incluyen usar las escaleras en lugar del ascensor o caminar distancias más largas.

Aumento de la actividad diaria

Ilustra el aumento típico de la actividad durante un programa metabólico de 30 días.

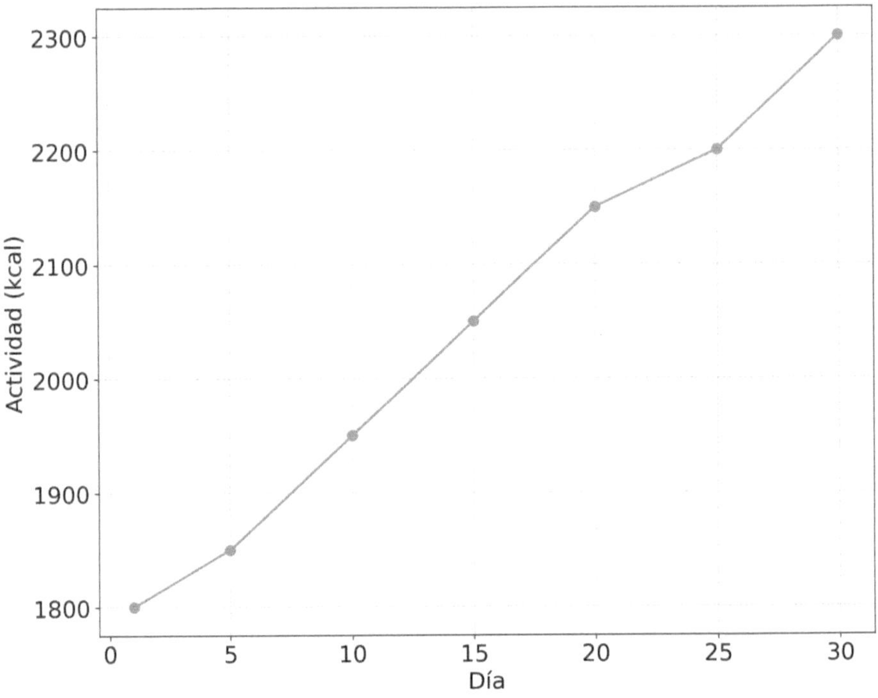

Este gráfico muestra un aumento gradual en los niveles de actividad diaria, lo cual se espera durante un programa metabólico centrado en la quema de grasa natural. La tendencia ascendente sugiere una correlación positiva entre la duración del programa y el aumento de la actividad física. Esta mayor actividad contribuye a un mayor gasto calórico, lo que apoya los objetivos de control de peso del programa. Las ligeras variaciones son normales y reflejan las fluctuaciones diarias individuales.

Consejos concretos

- Vincula tu rutina de movimiento con rituales cotidianos, como cepillarte los dientes o tomar café por la mañana.
- Aprovecha los tiempos de espera de manera activa: estírate mientras esperas el autobús o mueve los pies mientras cocinas.
- Realiza actividades que normalmente haces sentado, como hablar por teléfono o leer, de pie o caminando.
- Convierte los caminos cotidianos en un juego de movimiento: equilibra sobre los bordillos o salta sobre charcos.
- Pon una alarma que te recuerde cada hora hacer breves pausas de movimiento, como cinco sentadillas o diez saltos.
- Cambia la silla de oficina por una pelota de gimnasia para fortalecer tu musculatura del tronco y mejorar tu postura.
- Escucha audiolibros o podcasts mientras paseas, para ejercitar tu mente y tu cuerpo al mismo tiempo.
- Organiza un encuentro activo con amigos: vayan a jugar bolos, hacer senderismo o escalar juntos.
- Transforma las tareas del hogar en un entrenamiento: limpia con música animada y movimientos intensos.
- Incorpora movimiento en tus actividades de ocio: visita un parque de escalada o juega al frisbee en el parque.
- Explora tu entorno a pie o en bicicleta y descubre nuevos caminos y lugares.
- Haz una breve caminata cada noche para relajarte al final del día y dormir mejor.
- Recompénsate por alcanzar tus objetivos de movimiento con una actividad que disfrutes, como ir al cine o a un concierto.

Revisión - 3. Programa de ejercicios

Un programa de ejercicio efectivo es una parte central de una exitosa cura metabólica. No se trata solo de quemar calorías, sino también de estimular su metabolismo y mejorar su salud general. La clave radica en un enfoque equilibrado que tenga en cuenta sus necesidades y circunstancias individuales. Comience con una evaluación realista de su estado físico actual y establezca metas alcanzables. No se sobrecargue con un programa demasiado ambicioso que pueda abandonar rápidamente. En su lugar, integre el ejercicio gradualmente en su vida diaria. Use las escaleras en lugar del ascensor, camine o use la bicicleta para distancias cortas y trate de reducir su tiempo sentado. Incluso pequeños cambios pueden hacer una gran diferencia.

Para obtener resultados óptimos, debe combinar diferentes formas de entrenamiento. El entrenamiento de resistencia, como correr, nadar o andar en bicicleta, mejora su salud cardiovascular y promueve la quema de grasa. Mantenga una intensidad moderada, donde aún pueda mantener una conversación. Complementa su entrenamiento de resistencia con ejercicios de fuerza para aumentar su masa muscular y elevar su tasa metabólica basal. Las sentadillas, las flexiones y los ejercicios con el propio peso corporal son formas efectivas de entrenar la fuerza sin necesidad de ir al gimnasio. No olvide la importancia de los ejercicios de movilidad como el yoga o el pilates. Estos mejoran su flexibilidad, fomentan la recuperación y previenen lesiones.

Uno de los mayores desafíos al implementar un programa de ejercicio es la motivación a largo plazo. Encuentre actividades que disfrute e intégralas firmemente en su plan semanal. Establezca horarios de entrenamiento fijos con amigos o familiares para motivarse mutuamente y mantenerse en el camino. Documente su progreso en un diario de entrenamiento o use un rastreador de fitness para hacer visibles sus logros. Sea flexible y ajuste su programa según sea necesario a sus circunstancias de vida. Por ejemplo, si no puede realizar una carrera programada debido al mal tiempo, realice un breve entrenamiento en casa o vaya a nadar. Lo importante es que se mantenga y no se desanime por los contratiempos.

Recuerde que la recuperación es tan importante como el entrenamiento en sí. Permita que su cuerpo descanse lo suficiente y duerma para recuperarse y recargar energías. Preste atención a una dieta equilibrada que proporcione a su cuerpo todos los nutrientes esenciales. Escuche las señales de su cuerpo y reduzca la intensidad del entrenamiento si se siente cansado o agotado. Con un programa de ejercicio bien planificado y adaptado a sus necesidades, puede apoyar óptimamente su cura metabólica, mejorar su estado físico y aumentar su bienestar. ¡Manténgase en el camino: su salud se lo agradecerá!

4. Reinicio del metabolismo

¿A veces se siente como un coche con el freno de mano puesto: a pesar de una alimentación saludable y ejercicio regular, el cuerpo simplemente no quema grasa? El metabolismo humano es un sistema complejo que puede desequilibrarse por diversos factores. Al igual que una orquesta desafinada, nuestro metabolismo a veces necesita

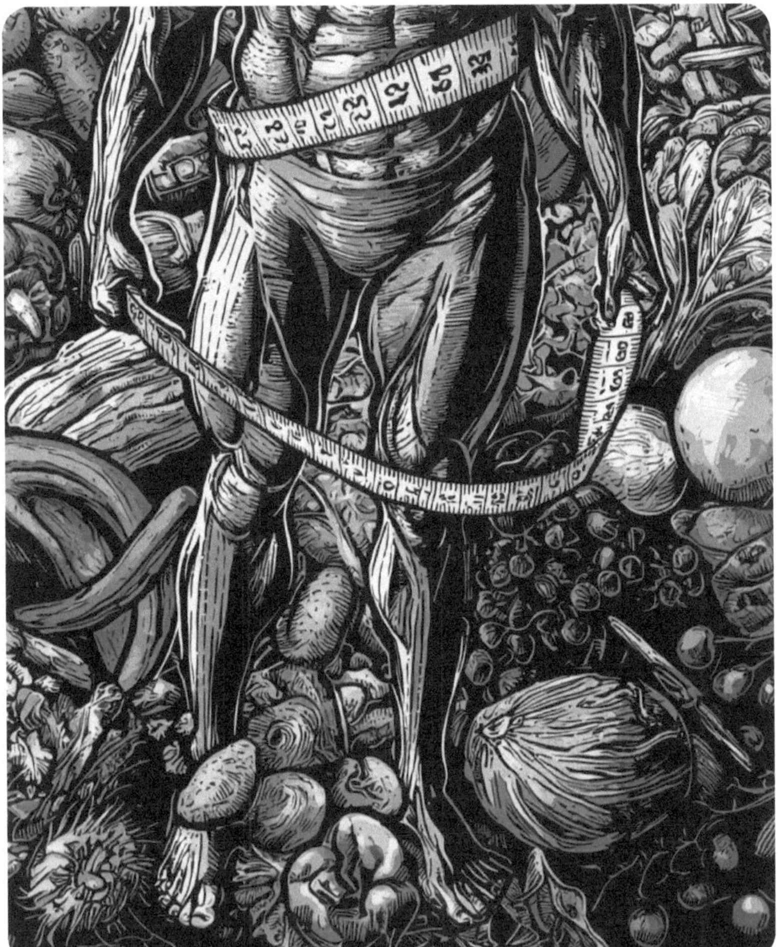

4. 1 Procesos de desintoxicación

Los procesos de desintoxicación juegan un papel central en un metabolismo funcional. El hígado desintoxica el cuerpo al transformar o eliminar sustancias nocivas. Un intestino sano protege contra la inflamación y apoya la absorción de nutrientes. Al mismo tiempo, la continua renovación celular es esencial para la salud y el bienestar. Sin embargo, estos procesos pueden verse afectados por una mala alimentación, el estrés y toxinas ambientales. Las consecuencias van desde problemas digestivos y un sistema inmunológico debilitado hasta un envejecimiento celular acelerado. Descubra en este capítulo cómo puede apoyar óptimamente los procesos de desintoxicación de su cuerpo y así fortalecer su salud de manera sostenible.

Una exitosa cura de metabolismo requiere una comprensión holística de las interrelaciones entre la desintoxicación del hígado, la salud intestinal y la regeneración celular.

Alivio del hígado

El hígado cumple diversas funciones en el metabolismo, entre ellas la conversión y almacenamiento de nutrientes [s52]. Procesa no solo nutrientes, sino que también desintoxica el cuerpo al convertir sustancias tóxicas en inofensivas o promover su excreción [s52]. Este proceso de desintoxicación también afecta al alcohol y a los medicamentos [s52]. En el metabolismo de proteínas, el hígado convierte el amoníaco, un producto tóxico del metabolismo, en urea, que se excreta a través de los riñones [s52]. Además, el hígado actúa como un almacén de vitaminas y minerales, que libera al cuerpo según sea necesario [s52]. Una mejor desintoxicación del hígado puede aumentar el bienestar [s53]. Además de la alimentación, la ingesta de hierbas y suplementos dietéticos juega un papel importante. Es fundamental prestar atención a la calidad y regulación de estos productos, ya que los preparados no regulados pueden causar daños hepáticos agudos [s54]. Por ejemplo, los daños hepáticos causados por tales preparados (DILI) pueden ser asintomáticos o presentarse con síntomas como dolor abdominal y ictericia [s54]. En caso de sospecha de daño hepático por tales medios, es esencial descartar otras causas y verificar la relación temporal entre la ingesta y la aparición de los síntomas [s54]. El tratamiento generalmente consiste en suspender el medio sospechoso y controlar los valores hepáticos [s54]. En comparación con los medicamentos recetados, la regulación de hierbas y suplementos dietéticos es menos estricta, lo que puede aumentar el riesgo de daños hepáticos [s54]. Las deficiencias de nutrientes también pueden influir en la aparición y el curso de una enfermedad del hígado graso no alcohólica [s55]. Diferentes nutrientes afectan a diferentes procesos en el hígado y, por lo tanto, ofrecen enfoques terapéuticos potenciales [s55]. Algunos nutrientes tienen propiedades antioxidantes y pueden influir en el metabolismo de la glucosa y en el metabolismo de grasas [s55]. Otros nutrientes, a su vez, tienen un

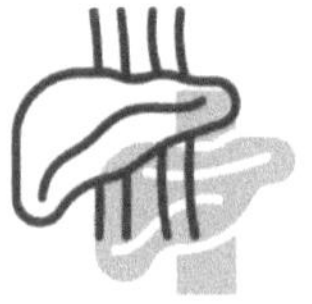

efecto positivo en el metabolismo de grasas y pueden reducir la acumulación de grasa en el hígado [s55]. Para apoyar al hígado, se puede prestar atención a una dieta equilibrada con suficientes vitaminas y minerales, consumir alcohol con moderación y evitar la ingesta de sustancias potencialmente dañinas para el hígado, como ciertos medicamentos o suplementos dietéticos no regulados, a menos que se haya consultado a un médico.

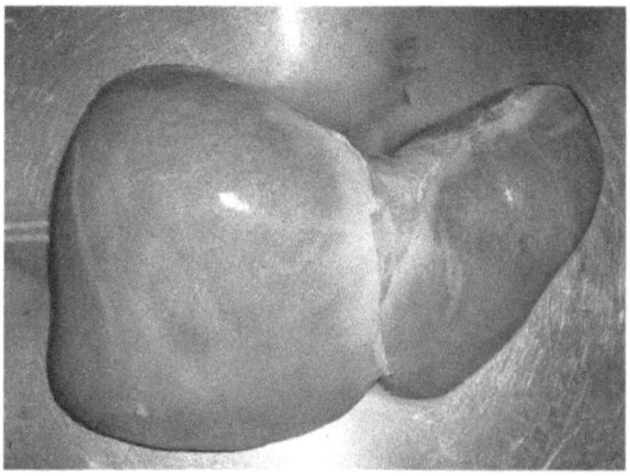

Hígado [i35]

Alivio del hígado

En una dieta de metabolismo sin HCG, el alivio del hígado juega un papel importante para maximizar la efectividad de la dieta y apoyar los procesos de desintoxicación del cuerpo. Al reducir las toxinas, se puede estimular el metabolismo y promover la pérdida de peso.

Metabolismo de grasas

El metabolismo de grasas juega un papel central en la regulación del peso. En el marco de una dieta de metabolismo sin HCG, el metabolismo de grasas se estimula mediante cambios en la alimentación y la reducción de carbohidratos, lo que promueve la quema de grasa y apoya la pérdida de peso.

Suplementos dietéticos

Los suplementos dietéticos pueden utilizarse en el marco de una dieta de metabolismo sin HCG para compensar deficiencias nutricionales y apoyar la función metabólica. Es importante prestar atención a la calidad y dosificación de los preparados y coordinar la ingesta con un médico o nutricionista.

Sustancias tóxicas

Las sustancias tóxicas pueden afectar el metabolismo y dificultar la pérdida de peso. En el marco de una dieta de metabolismo sin HCG, es importante reducir la carga de toxinas para apoyar los procesos de desintoxicación del cuerpo y aumentar la efectividad de la dieta.

Apoyo para la Desintoxicación del Hígado

Desglose del apoyo a la desintoxicación durante un programa metabólico.

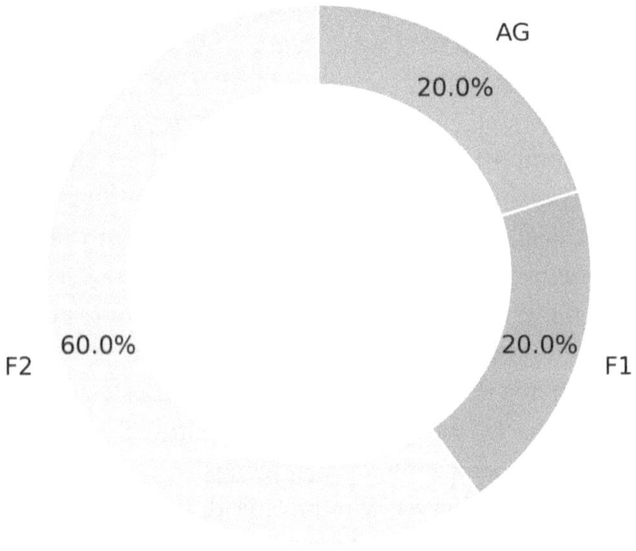

- AG: Apoyo General al Hígado
- F1: Apoyo de Fase 1
- F2: Apoyo de Fase 2

Este gráfico representa visualmente el enfoque en diferentes aspectos del soporte hepático durante un programa de desintoxicación metabólica sin HCG. El énfasis en la desintoxicación de Fase 2 destaca su importancia en el procesamiento y la eliminación de toxinas. Si bien la Fase 1 y el apoyo hepático general son cruciales, la mayor proporción dedicada a la Fase 2 sugiere una priorización de la eliminación eficiente de toxinas del cuerpo.

Salud intestinal

Un intestino sano es la base para un metabolismo funcional y la salud general. La mucosa intestinal, una barrera compleja entre el interior del cuerpo y el mundo exterior, se encarga de la absorción de nutrientes y al mismo tiempo protege contra sustancias nocivas y patógenos. Una barrera intestinal intacta evita que sustancias no deseadas entren en el torrente sanguíneo y causen inflamaciones. [s56] Si esta barrera se ve afectada, pueden surgir intolerancias, problemas digestivos y un sistema inmunológico debilitado. La composición de la flora intestinal, es decir, la totalidad de los microorganismos en el intestino, también influye en la actividad intestinal y el sistema inmunológico. Un equilibrio adecuado entre bacterias beneficiosas y perjudiciales es esencial para un intestino sano. El silimarina, un principio activo del cardo mariano, puede apoyar la digestión al promover la actividad de las enzimas digestivas y al mismo tiempo actuar de manera antioxidante. [s56] De este modo, contribuye a la protección de la mucosa intestinal contra el estrés oxidativo y puede reducir la propagación de patógenos. Otro efecto positivo del silimarina es la reducción de la absorción de colesterol en el intestino. [s56] Quien desee promover activamente su salud intestinal debe prestar atención a una dieta rica en fibra con muchas frutas, verduras y productos integrales. ballaststoffe sirven como alimento para las bacterias intestinales beneficiosas y fomentan una flora intestinal saludable. Además, una ingesta adecuada de líquidos apoya la actividad intestinal.

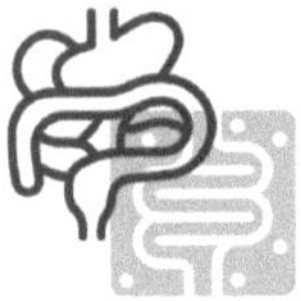

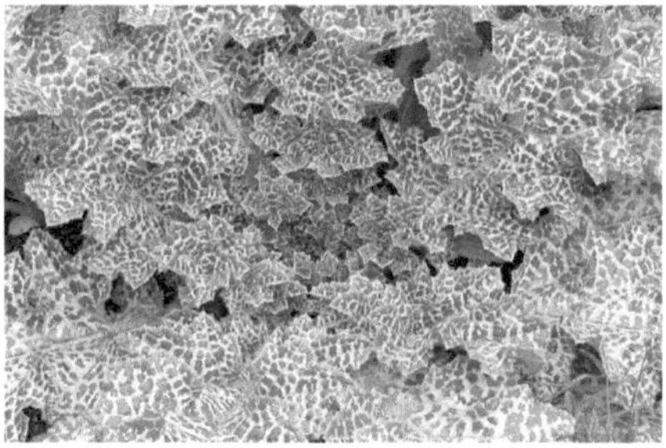

Cardo mariano [i36]

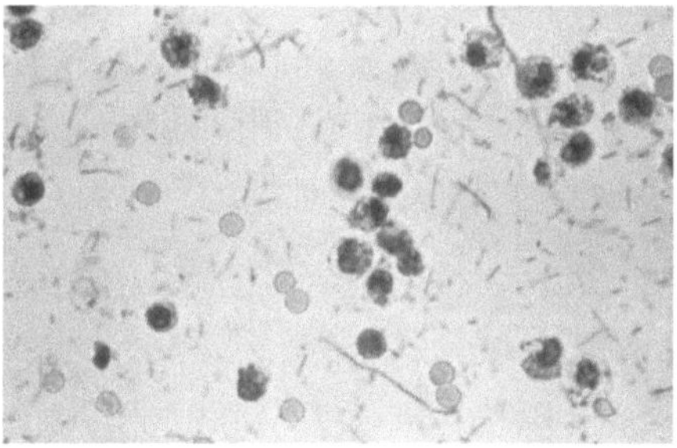

Germen patógeno [i37]

Bueno saber

Estrés oxidativo

El estrés oxidativo se produce por un desequilibrio entre los radicales libres y los antioxidantes en el cuerpo. Una dieta de metabolismo puede ayudar a reducir el estrés oxidativo al aumentar la ingesta de antioxidantes a través de la alimentación y apoyar los procesos de desintoxicación del cuerpo.

Mucosa intestinal

La mucosa intestinal juega un papel importante en una dieta de metabolismo, ya que regula la absorción de nutrientes. Una mucosa intestinal sana apoya la utilización óptima de los nutrientes ingeridos y contribuye así al éxito de la dieta.

Patógenos

Los patógenos son microorganismos que pueden causar enfermedades. Un intestino sano con una flora intestinal intacta puede ayudar a inhibir el crecimiento de patógenos y fortalecer el sistema inmunológico, lo cual es especialmente importante durante una dieta de metabolismo.

Distribución de bacterias intestinales (Ejemplo)

Balance bacteriano ilustrativo en un intestino sano.

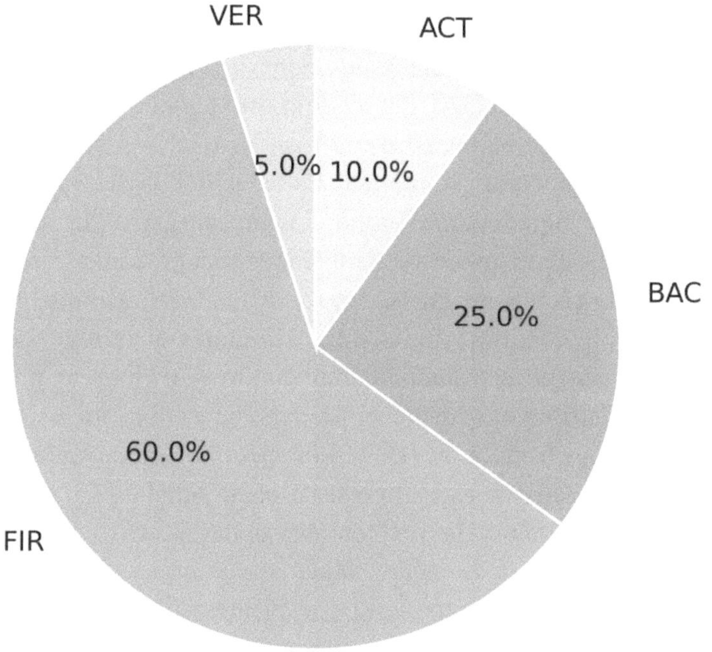

ACT: Actinobacterias
BAC: Bacteroidetes
FIR: Firmicutes
VER: Verrucomicrobia

Este gráfico muestra una composición de bacterias intestinales potencialmente beneficiosa, con un predominio de Firmicutes y Bacteroidetes, equilibrado por una proporción saludable de Actinobacterias y Verrucomicrobia. Un microbioma diverso como este generalmente se asocia con una digestión eficiente y un bienestar general. Mantener este equilibrio a través de la dieta y el estilo de vida es crucial para la salud a largo plazo.

Regeneración celular

La regeneración celular, la renovación constante de las células del cuerpo, es un proceso fundamental para la salud y el bienestar. Un aspecto fascinante de la regeneración celular es el "interruptor metabólico", que se activa mediante la restricción alimentaria [s57]. Después de aproximadamente 12 a 36 horas sin ingesta de alimentos, los depósitos de glucógeno, las reservas de energía a corto plazo del cuerpo, se agotan en gran medida. El organismo cambia entonces de utilizar azúcar a utilizar ácidos grasos como fuente principal de energía. Estos ácidos grasos se convierten en cetonas en el hígado, que proporcionan energía a los músculos y al cerebro [s57]. Este proceso, también conocido como cetosis, no solo promueve la quema de grasa, sino que también estimula la formación de nuevas mitocondrias, que son las "centrales eléctricas" de las células [s57]. Una mayor densidad de mitocondrias mejora la producción de energía y contribuye a mantener la masa muscular, incluso durante una dieta reducida en calorías [s57]. Por ejemplo, quien ayuna durante 24 horas puede activar este "metabolischen_schalter" y así apoyar la regeneración celular y la función mitocondrial. Otro factor importante para la salud celular es la protección contra el estrés oxidativo. Los radicales libres, subproductos del metabolismo, pueden dañar las células y acelerar el proceso de envejecimiento. Los antioxidantes neutralizan estos radicales libres y protegen así las células de daños [s58]. Una dieta rica en frutas y verduras proporciona una variedad de antioxidantes y contribuye a la regeneración celular [s58].

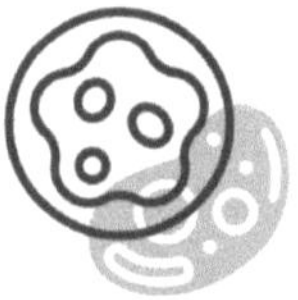

Bueno saber

Depósitos de glucógeno

Los depósitos de glucógeno son las reservas de carbohidratos del cuerpo, que se reducen en una dieta de metabolismo sin HCG mediante la restricción alimentaria o una dieta baja en carbohidratos para estimular la quema de grasa.

Restricción alimentaria

En el contexto de una dieta de metabolismo sin HCG, la restricción alimentaria, es decir, la abstinencia temporal de alimentos, puede influir en el metabolismo y promover la quema de grasa. Es importante adaptar la duración y el tipo de restricción alimentaria a las necesidades individuales y al estado de salud.

Antioxidantes

Los antioxidantes protegen las células de daños causados por radicales libres. En una dieta de metabolismo sin HCG, es importante asegurar una ingesta adecuada de antioxidantes, por ejemplo, a través de frutas y verduras, para apoyar la salud celular.

Radicales libres

Los radicales libres son moléculas inestables que pueden dañar las células. En el marco de una dieta de metabolismo sin HCG, es importante minimizar la formación de radicales libres mientras se aumenta la ingesta de antioxidantes.

Regeneración Celular y Desintoxicación

Función metabólica mejorada durante un programa de desintoxicación.

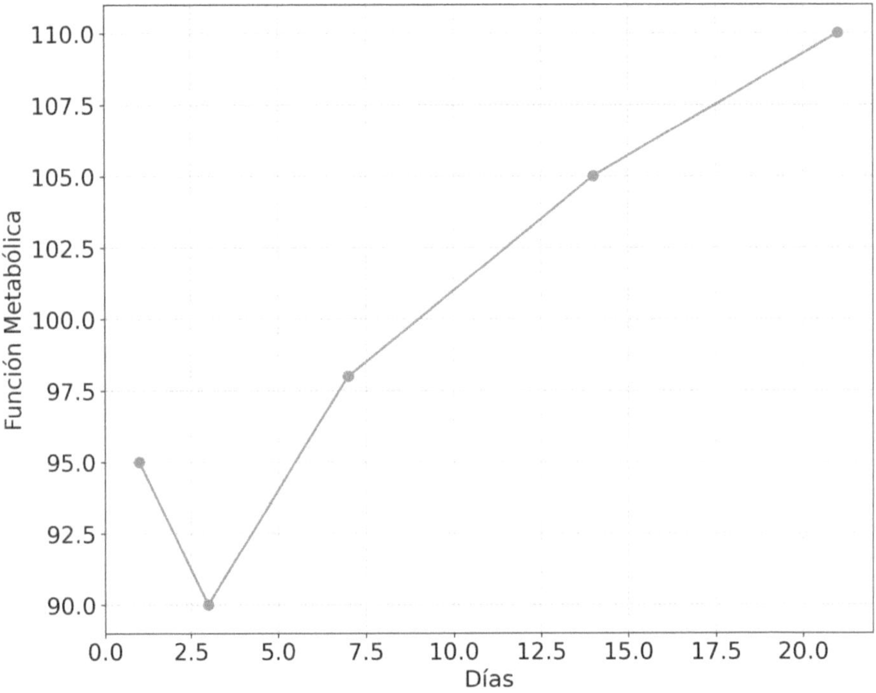

Este gráfico ilustra una tendencia general de mejora de la función metabólica durante un programa de desintoxicación. Inicialmente, los procesos de desintoxicación pueden causar una ligera disminución en la función general a medida que el cuerpo comienza a eliminar toxinas. Sin embargo, a medida que avanza el programa, la regeneración celular y la mejora de la eficiencia metabólica conducen a una mayor funcionalidad, culminando en un nivel general más alto que antes de que comenzara la desintoxicación.

Consejos concretos

- Beber por la mañana un vaso de agua tibia con jugo de limón recién exprimido para activar su hígado.
- Incorporar alimentos amargos como achicoria, rúcula o alcachofas en su dieta para estimular la producción de bilis.
- Masajear suavemente el área del abdomen en el sentido de las agujas del reloj para impulsar la digestión y el metabolismo.
- Respirar profundamente varias veces al día, llenando el abdomen, para oxigenar su hígado.
- Regalarse regularmente una aplicación de compresas tibias en el hígado para apoyar los procesos de desintoxicación.
- Preparar un té de hierbas reconfortante con cardo mariano, diente de león o ortiga para aliviar su hígado.
- Realzar sus comidas con especias que apoyen el hígado, como cúrcuma, jengibre o cardamomo.
- Comenzar el día con un vaso de jugo de zanahoria recién exprimido para proporcionar nutrientes esenciales a su hígado.
- Consumir regularmente alimentos fermentados como chucrut o kimchi para apoyar su flora intestinal y, por ende, indirectamente, su hígado.
- Tomar un baño rico en bases con bicarbonato o sal de Epsom para liberar a su cuerpo de productos finales del metabolismo.
- Cepillar su piel regularmente en seco para promover la circulación y estimular la eliminación de toxinas a través de la piel.
- Visualizar cómo su hígado trabaja con fuerza y libera a su cuerpo de sustancias nocivas para apoyar mentalmente los procesos de desintoxicación.

4. 2 Equilibrio hormonal

Las hormonas regulan de manera significativa el metabolismo y, por lo tanto, influyen en su peso, su energía y su bienestar. Un desequilibrio hormonal puede provocar problemas de sueño, antojos intensos y un metabolismo lento. Tanto la función tiroidea como la hormona del estrés cortisol y la sensibilidad a la insulina juegan un papel crucial en esto. Descubra cómo restablecer el equilibrio de sus hormonas y activar su quema de grasa de manera natural.

Un sueño adecuado, la reducción del estrés y una dieta equilibrada son esenciales para un equilibrio hormonal saludable y un metabolismo que funcione de manera óptima.

Regulación de la hormona del estrés

Las hormonas del estrés, entre ellas el cortisol, influyen en numerosas funciones corporales. El cortisol sigue un ritmo diario natural, con valores bajos durante el sueño y un aumento por la mañana [s59]. Este ritmo está estrechamente relacionado con el ciclo de sueño-vigilia y el sistema circadiano. Los trastornos del sueño pueden alterar este ritmo y provocar desequilibrios hormonales que afectan el metabolismo, la resistencia a la insulina y la regulación del apetito [s59]. La grelina y la leptina, hormonas que controlan la ingesta de alimentos, también se ven afectadas por el sueño. La grelina aumenta antes de las comidas, mientras que la leptina inhibe la ingesta de alimentos. La falta de sueño puede llevar a niveles elevados de grelina y, por ende, a un aumento del apetito [s59]. Al mismo tiempo, un ritmo de sueño alterado puede afectar la acción de la leptina, dificultando así la saciedad. Las consecuencias pueden ser el aumento de peso y la resistencia a la insulina, que incrementan el riesgo de diabetes [s59]. También las alteraciones circadianas, como las que ocurren en el trabajo por turnos, afectan negativamente la homeostasis de glucosa y lípidos [s59]. La anorexia nerviosa muestra cuán extensa puede ser la disfunción hormonal debido a la desnutrición. Esto provoca alteraciones en el eje hipotálamo-hipofisario y cambios en hormonas que regulan el apetito y el metabolismo, como la leptina [s60]. La mayoría de estos cambios son reacciones de adaptación a la desnutrición, pero a largo plazo pueden llevar a problemas como una reducción de la densidad ósea [s60]. Esto se ve influenciado, entre otros, por hormonas como el cortisol. Un aumento en los niveles de cortisol (hipercortisolismo) en la anorexia nerviosa puede contribuir al debilitamiento de los huesos [s60]. La restauración de un peso normal y la normalización de la producción hormonal son, por lo tanto, cruciales para la salud ósea [s60]. Para la salud a largo plazo, es importante mantener un ritmo regular de sueño-vigilia y reducir el estrés para apoyar la producción natural de cortisol. Una dieta equilibrada y suficiente ejercicio también contribuyen a estabilizar el equilibrio hormonal y el metabolismo.

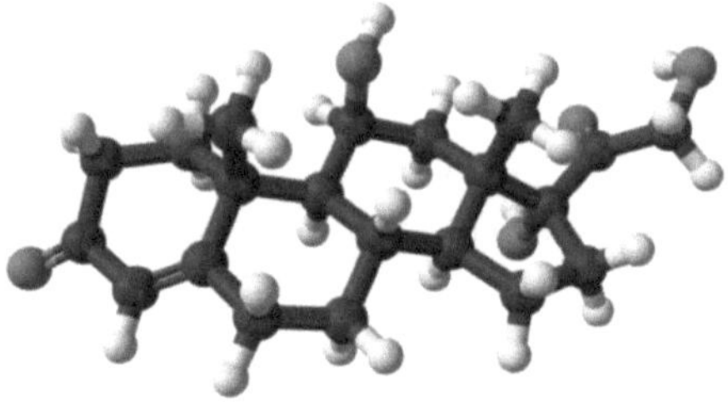

Cortisol [i38]

alteraciones circadianas

Las alteraciones circadianas ocurren cuando el ritmo natural de sueño-vigilia del cuerpo se ve interrumpido, por ejemplo, debido al trabajo por turnos. Estas alteraciones pueden afectar negativamente el equilibrio hormonal y el metabolismo, comprometiendo así el éxito de una dieta de metabolismo sin HCG. Por lo tanto, un ritmo regular de sueño-vigilia es importante para un equilibrio hormonal óptimo.

eje hipotálamo-hipofisario

El eje hipotálamo-hipofisario es un sistema complejo en el cerebro que controla muchas hormonas, incluidas aquellas que regulan el metabolismo y el peso. Una dieta de metabolismo sin HCG puede apoyar indirectamente la función de este eje al contribuir a la normalización del equilibrio hormonal.

sistema circadiano

El sistema circadiano es nuestro reloj interno que controla muchas funciones corporales, incluido el equilibrio hormonal. Un ritmo circadiano estable es importante para una dieta de metabolismo exitosa, ya que regula la producción hormonal y optimiza el metabolismo y la quema de grasa.

Niveles de cortisol durante una dieta sin HCG

Fluctuaciones típicas de cortisol durante una dieta metabólica sin HCG.

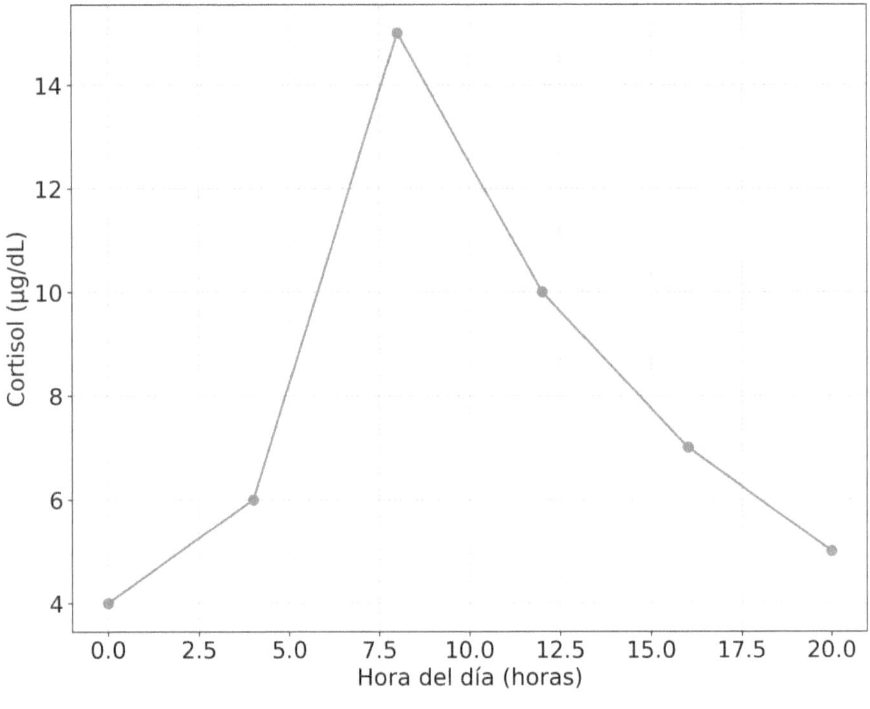

Los niveles de cortisol muestran un ritmo diurno natural, con un pico por la mañana y una disminución gradual a lo largo del día. Si bien algunas fluctuaciones son normales, los niveles constantemente elevados o suprimidos fuera del rango típico pueden indicar estrés o desequilibrios hormonales. Esta visualización muestra un perfil de cortisol relativamente estable, lo que sugiere un buen manejo del estrés durante la dieta.

Función tiroidea

La glándula tiroides produce hormonas que influyen en el metabolismo de la glucosa en varios órganos, incluyendo el hígado, el tracto gastrointestinal, el páncreas, el tejido adiposo, la musculatura esquelética y el sistema nervioso central [s61]. Estas hormonas promueven la liberación de insulina y la captación de glucosa al acelerar los movimientos gastrointestinales y aumentar la producción de azúcar en el hígado [s61]. Un hipotiroidismo puede estar asociado con insulinresistenz y intolerancia a la glucosa, mientras que el tratamiento del hipotiroidismo puede mejorar la insulinempfindlichkeit [s61]. Tanto en la diabetes tipo 1 como en la tipo 2, las disfunciones tiroideas son comunes [s61]. Mientras que en la diabetes tipo 1 se recomienda controles regulares de la tiroides, en la diabetes tipo 2 hay menos recomendaciones claras [s61]. Un aumento en la necesidad de hormonas tiroideas puede surgir, por ejemplo, con una dieta alta en carbohidratos, ya que la tiroides se ve más exigida para regular el metabolismo. Un ajuste en la dieta con reducción de carbohidratos puede aliviar la función tiroidea en tales casos. Además del metabolismo, la tiroides también juega un papel crucial en la reproducción y el desarrollo fetal [s62]. Las hormonas tiroideas son esenciales para el desarrollo cerebral del feto y un hipotiroidismo durante el embarazo puede llevar a complicaciones como el parto prematuro, preeclampsia y bajo peso al nacer [s62]. Por lo tanto, un diagnóstico y tratamiento oportunos de las enfermedades tiroideas durante el embarazo son importantes para la salud de la madre y el niño [s62]. Las disfunciones tiroideas también pueden afectar la fertilidad al alterar el ciclo menstrual y la ovulación [s62]. El tratamiento de un hipotiroidismo durante el embarazo generalmente se realiza con un preparado hormonal [s62]. Es necesario monitorear la función tiroidea durante y después del embarazo para minimizar complicaciones y garantizar la salud de la madre y el niño; la tiroiditis posparto es una enfermedad común

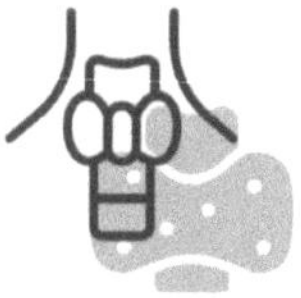

después del parto [s62]. En caso de deseo de maternidad no cumplido, la revisión de los valores tiroideos puede ser un paso importante.

Bueno saber

intolerancia a la glucosa
La intolerancia a la glucosa describe la capacidad reducida del cuerpo para absorber glucosa de la sangre en las células. Una dieta de metabolismo que estabiliza los niveles de azúcar en sangre puede mejorar la tolerancia a la glucosa.

preeclampsia
La preeclampsia es una enfermedad que puede ocurrir durante el embarazo y se caracteriza por hipertensión y proteínas en la orina. Puede tener graves consecuencias para la madre y el niño. Un equilibrio hormonal adecuado es importante para un embarazo saludable y puede reducir el riesgo de preeclampsia.

tiroiditis posparto
La tiroiditis posparto es una inflamación de la tiroides que puede ocurrir después del parto. Puede llevar a cambios temporales o permanentes en la función tiroidea y debe ser considerada en el contexto de una dieta de metabolismo.

Niveles hormonales durante una dieta metabólica sin HCG

Comparación de los niveles hormonales clave

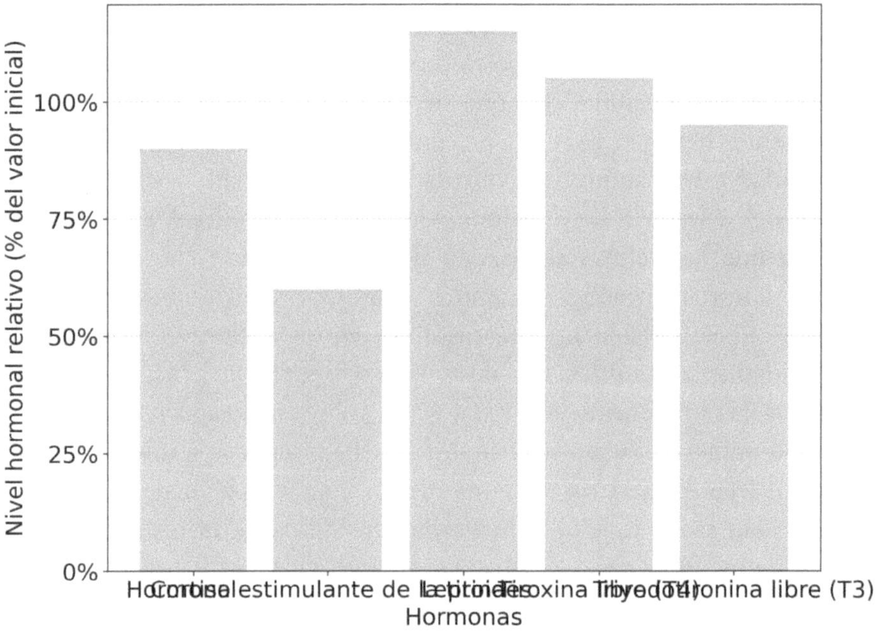

Cort: Cortisol

fT4: Tiroxina libre (T4)

TSH: Hormona estimulante de la tiroides

fT3: Triyodotironina libre (T3)

Lept: Leptina

Este gráfico ilustra el impacto potencial de una dieta metabólica (sin HCG) en los niveles hormonales clave. La notable disminución de la TSH sugiere una mejor función tiroidea. Los niveles estables de T3 libre y T4 libre indican que la producción de hormona tiroidea se mantiene dentro de un rango saludable. Los niveles de cortisol que se mantienen dentro de los límites normales sugieren que la dieta no está causando un estrés excesivo. El ligero aumento de leptina podría indicar una mejor saciedad y regulación metabólica.

insulinsensitivitaet

La insulina, una hormona del páncreas, regula el nivel de azúcar en la sangre al permitir la absorción de glucosa en las células del cuerpo. Una disminución en la eficacia de este proceso se denomina insulinresistenz. En este estado, las células requieren mayores cantidades de insulina para absorber glucosa. El páncreas intenta satisfacer esta demanda mediante un aumento en la producción de insulina, lo que a largo plazo puede llevar a un agotamiento del páncreas y, en última instancia, a typdiabetes. La sensibilidad a la insulina, por otro lado, describe cuán sensibles son las células del cuerpo a la insulina. Una alta sensibilidad a la insulina significa que las células responden de manera efectiva a la insulina y pueden absorber glucosa, mientras que una baja sensibilidad a la insulina indica resistencia a la insulina. Varios factores influyen en la sensibilidad a la insulina, incluidos la predisposición genética, el estilo de vida y las influencias hormonales. El sobrepeso, especialmente en la zona abdominal, reduce la sensibilidad a la insulina, ya que las células grasas liberan mensajeros que interfieren con la acción de la insulina. La actividad física regular aumenta la sensibilidad a la insulina, ya que los músculos absorben más glucosa durante el ejercicio, mejorando así la acción de la insulina. Incluso el ejercicio ligero, como caminar diariamente, puede aumentar de manera sostenible la sensibilidad a la insulina. La dieta también juega un papel importante: una dieta rica en fibra con carbohidratos complejos que elevan el nivel de azúcar en la sangre más lentamente promueve la sensibilidad a la insulina. Además de los factores de influencia conocidos como la dieta y el ejercicio, los procesos hormonales también juegan un papel en la regulación de la sensibilidad a la insulina. GDF-8 (Factor de Diferenciación del Crecimiento 8), una proteína que inhibe el crecimiento muscular, también influye en el metabolismo y la sensibilidad a la insulina. GDF-8 se produce en el tejido ovárico y afecta la formación de hormonas sexuales como estrógeno y progesterona. Aumenta la producción de estrógeno mientras inhibe la producción de progesterona. Esta influencia en la producción hormonal puede afectar indirectamente la sensibilidad a la insulina, ya que las hormonas sexuales intervienen en el metabolismo. Los niveles elevados de GDF-8 están relacionados con la resistencia a la insulina y trastornos metabólicos, especialmente en mujeres con síndrome de ovario poliquístico (pcos). El PCOS es un trastorno hormonal que se asocia con niveles elevados de andrógenos, trastornos del ciclo y, a menudo, también con resistencia a la insulina. Las complejas interacciones entre GDF-8, hormonas sexuales y sensibilidad a la insulina subrayan la importancia de un enfoque holístico en el tratamiento de trastornos metabólicos y desequilibrios hormonales. Considerar estas interrelaciones puede ayudar a comprender mejor las causas de la resistencia a la insulina y desarrollar enfoques terapéuticos específicos. Manual de Medicina Interna. Springer Medizin Verlag; 2013. Miostatina en el ovario: efectos sobre la sensibilidad a la insulina y la esteroidogénesis. Biblioteca Universitaria de Heidelberg; 2017.

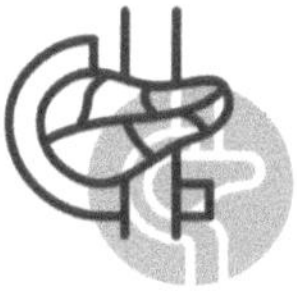

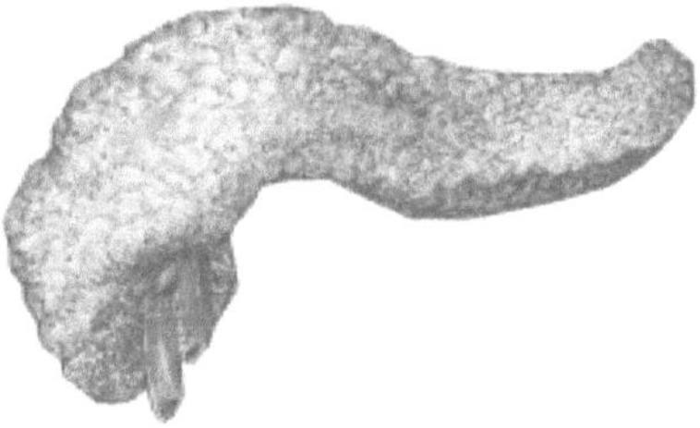

páncreas [i39]

Sensibilidad a la insulina y equilibrio hormonal

Relación entre la glucosa en sangre, los niveles de insulina y la sensibilidad a la insulina.

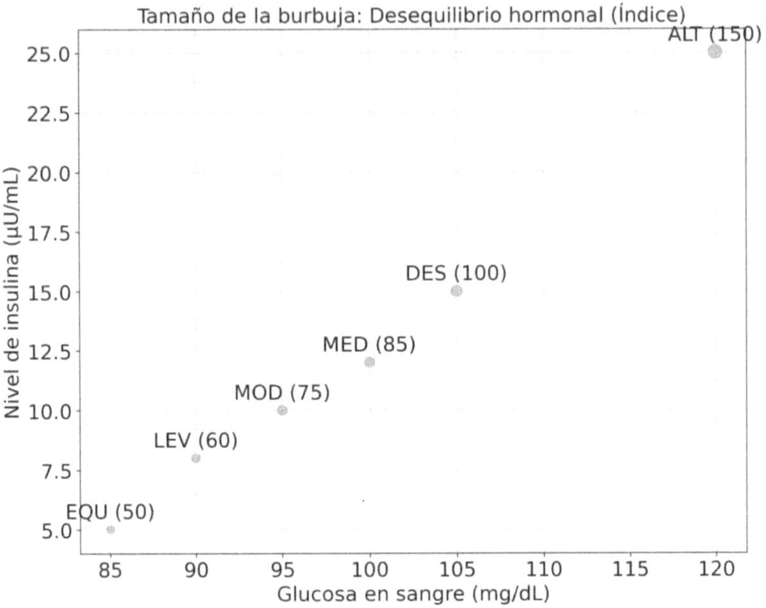

Blasengröße: Deseq. Horm. (Índice)

ALT: Desequilibrio alto	DES: Desequilibrio aumentado
EQU: Hormonas equilibradas	LEV: Desequilibrio leve
MED: Desequilibrio medio	MOD: Desequilibrio moderado

Los niveles más altos de insulina a una concentración dada de glucosa en sangre sugieren una menor sensibilidad a la insulina. Por el contrario, las personas con mayor sensibilidad a la insulina mantienen niveles normales de glucosa en sangre con una menor producción de insulina. Las burbujas más grandes indican un mayor desequilibrio hormonal general, potencialmente influenciado por factores más allá de la regulación de la glucosa.

Consejos concretos

- Antes de dormir, tome una taza de té de hierbas sin endulzar con melisa y valeriana para apoyar la producción hormonal nocturna.
- Comience su día con una secuencia de movimientos suaves para regular naturalmente los niveles de cortisol y estimular el metabolismo.
- Incorpore alimentos con fitoestrógenos, como semillas de lino o productos de soja, en su dieta para influir suavemente en su equilibrio hormonal.
- Aproveche el poder de los aceites esenciales: frote aceite de lavanda en sus sienes por la noche para mejorar la calidad del sueño y, por ende, la producción hormonal.
- Cante o tararee durante unos minutos cada día para fomentar la liberación de hormonas de la felicidad y reducir las hormonas del estrés.
- Acaricie a su mascota o reciba un masaje para estimular la producción de la hormona del abrazo, la oxitocina, y aumentar su bienestar.
- Ría a carcajadas y de manera abundante para estimular la liberación de endorfinas y alegrar su estado de ánimo.
- Rodéese de personas positivas que le aporten energía y que influyan positivamente en su equilibrio hormonal.
- Cree pequeños oasis de tranquilidad en su vida diaria para reducir el estrés y normalizar la producción hormonal.
- Escuche su intuición y preste atención a las señales de su cuerpo para apoyar individualmente su equilibrio hormonal.
- Reflexione regularmente sobre sus hábitos de vida y ajústelos si es necesario para optimizar su equilibrio hormonal a largo plazo.

4. 3 Bloqueos metabólicos

Las bloqueos metabólicos surgen a través de una compleja interacción de predisposición genética, factores ambientales y de estilo de vida. El sobrepeso, la falta de ejercicio y hábitos alimenticios poco saludables fomentan estos bloqueos, que a su vez pueden tener graves consecuencias para la salud. La grasa visceral, la resistencia a la insulina y el síndrome metabólico son términos clave en este contexto. La edad, la exposición a sustancias tóxicas y factores psicológicos también juegan un papel importante. El comportamiento personal influye de manera significativa en la función metabólica. Descubra en este capítulo cómo se originan los bloqueos metabólicos y qué factores los favorecen. Explore las causas y establezca las bases para un exitoso reinicio del metabolismo.

Un estilo de vida saludable con una alimentación equilibrada, ejercicio regular, suficiente sueño y una gestión efectiva del estrés es la clave para evitar y superar bloqueos metabólicos y promueve la salud y el bienestar a largo plazo.

Análisis de las causas

Una bloqueo metabólico se produce por una compleja interacción de varios factores. Las predisposiciones genéticas forman la base sobre la cual los factores ambientales y de estilo de vida influyen en el metabolismo. [s63] El sobrepeso, la falta de ejercicio y los hábitos alimenticios poco saludables favorecen la aparición de un bloqueo. En particular, la grasa visceral, que se acumula en la cavidad abdominal alrededor de los órganos, tiene un efecto negativo. [s63] Produce sustancias mensajeras proinflamatorias (citosinas) que alteran la acción de la insulina y, por lo tanto, conducen a la resistencia a la insulina. [s63] Esta resistencia a la insulina, a su vez, se considera un mecanismo central en la aparición de bloqueos metabólicos. La acumulación progresiva de grasa visceral puede, en última instancia, llevar al metabolischen_syndrom, con graves consecuencias como daños vasculares y nerviosos. [s63] Ya antes del nacimiento y en la primera infancia, los factores ambientales pueden sentar las bases para problemas metabólicos posteriores. [s63] La edad también juega un papel, ya que los cambios físicos relacionados con la edad aumentan el riesgo de enfermedades metabólicas. [s64] Además de la predisposición genética y la edad, los factores ambientales como la contaminación por

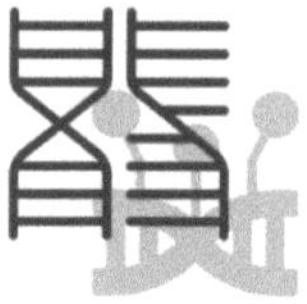

sustancias tóxicas a través de la contaminación del aire o pesticidas están estrechamente relacionados con el aumento del sobrepeso y las enfermedades metabólicas. [s64] El comportamiento personal también tiene una gran influencia: la alimentación, el ejercicio, el tabaquismo, el consumo de alcohol y el sueño afectan la función metabólica. [s64] Quien, por ejemplo, hace ejercicio regularmente y presta atención a una dieta equilibrada puede reducir su riesgo de enfermedades metabólicas y, al mismo tiempo, ralentizar el proceso de envejecimiento. [s64] Un sueño adecuado y la gestión del estrés también tienen un efecto positivo en el metabolismo. [s64] Sin embargo, la falta crónica de sueño y las cargas psicológicas pueden agravar los trastornos metabólicos y los problemas relacionados con la edad. [s64]

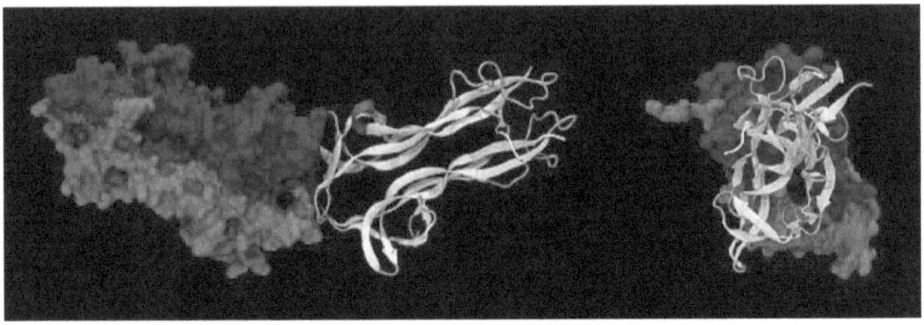

citocina [i40]

Grasa visceral

La grasa visceral, también conocida como grasa abdominal, es un tejido graso que se acumula en la cavidad abdominal alrededor de los órganos internos. Es metabólicamente más activa que la grasa subcutánea (tejido graso bajo la piel) y produce hormonas y sustancias mensajeras que pueden promover la inflamación y afectar negativamente el metabolismo. Una cura metabólica sin HCG tiene como objetivo, entre otras cosas, reducir la grasa visceral para mejorar la función metabólica.

Resistencia a la insulina

La resistencia a la insulina se presenta cuando las células del cuerpo ya no responden adecuadamente a la hormona insulina. Esto impide que la glucosa de la sangre se transporte de manera efectiva a las células, lo que lleva a niveles elevados de azúcar en sangre. En el marco de una cura metabólica sin HCG, la mejora de la sensibilidad a la insulina es un objetivo importante para optimizar el metabolismo y promover la quema de grasa.

Bloqueos metabólicos frecuentes

Frecuencia de bloqueos metabólicos

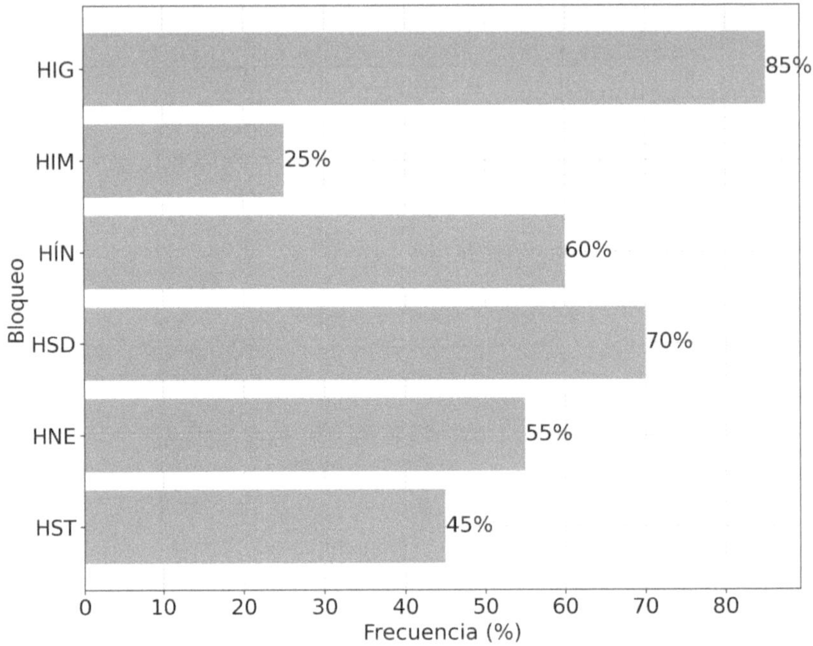

HIG: Hígado

HIM: Hormonas de Estrés

HÍN: Insulinorresistencia

HNE: Nutrientes (Deficiencia)

HSD: Salud de la Tiroides

HST: Mitocondrias

El diagrama de barras horizontal visualiza la frecuencia relativa de varios bloqueos metabólicos. Una barra más larga indica una mayor prevalencia del bloqueo respectivo. Los bloqueos en el área de la resistencia a la insulina y el metabolismo de la tiroides parecen ocurrir con especial frecuencia y, por lo tanto, deben tenerse especialmente en cuenta al planificar una cura metabólica. La frecuencia relativamente baja de disfunción mitocondrial indica que, si bien son relevantes, están menos extendidas.

Estrategias de solución

Superar un bloqueo metabólico requiere un enfoque multifacético basado en las causas individuales y la situación de vida de cada persona. La base es un análisis exhaustivo de los hábitos de vida personales, incluyendo la dieta, el nivel de actividad física y los patrones de sueño. A partir de esto, se pueden desarrollar estrategias específicas para restablecer el equilibrio metabólico. Un punto de enfoque importante es el cambio en la alimentación. Reducir los alimentos altamente procesados, las bebidas azucaradas y las grasas no saludables en favor de alimentos integrales y ricos en fibra, como verduras, frutas, legumbres y proteínas magras, puede influir positivamente en el metabolismo. Por ejemplo, quien amplía su menú diario con varias porciones de verduras proporciona al cuerpo vitaminas, minerales y fitoquímicos importantes que apoyan las funciones metabólicas. El ejercicio también juega un papel crucial. La actividad física regular, ya sea deporte de resistencia como correr o nadar, o entrenamiento de fuerza, estimula el metabolismo, promueve la pérdida de grasa y mejora la insulinsensitivitaet. Solo 30 minutos de caminata rápida al día pueden hacer una diferencia notable. Además, dormir lo suficiente es esencial para un metabolismo funcional. La falta crónica de sueño puede llevar a desequilibrios hormonales que afectan negativamente el metabolismo y favorecen los antojos. Un ritmo de sueño regular y una duración adecuada de sueño de siete a ocho horas por noche ayudan a regular el metabolismo y a aumentar el bienestar general. La gestión del estrés es otro factor importante. El estrés prolongado puede llevar a niveles elevados de cortisol, lo que a su vez puede afectar el metabolismo y favorecer la acumulación de grasa visceral. Técnicas de relajación como el yoga, la meditación o el entrenamiento autógeno pueden ayudar a reducir el estrés y a influir positivamente en el metabolismo.

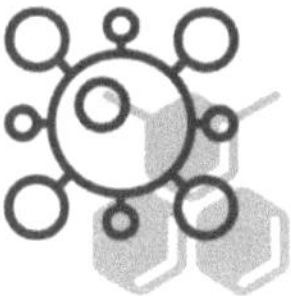

La combinación de estas medidas: una dieta equilibrada, ejercicio regular, suficiente sueño y una gestión efectiva del estrés, constituye un enfoque holístico para superar los bloqueos metabólicos y promover la salud a largo plazo. Para tener en cuenta las necesidades individuales y lograr resultados óptimos, puede ser útil colaborar con asesores nutricionales, terapeutas deportivos u otros profesionales calificados. Estos pueden desarrollar un plan personalizado considerando la situación personal y apoyar en la implementación de las estrategias. Es importante entender que resolver un bloqueo metabólico es un proceso que requiere tiempo, paciencia y compromiso. Los cambios sostenibles en los hábitos de vida son la clave para un metabolismo saludable a largo plazo y un bienestar mejorado.

Bueno saber

Grasa visceral

La grasa visceral es la grasa que se acumula alrededor de los órganos internos en la cavidad abdominal. Es especialmente peligrosa, ya que puede promover la inflamación y aumentar el riesgo de enfermedades metabólicas. Una dieta metabólica sin HCG puede ayudar a reducir la grasa visceral y, por lo tanto, disminuir el riesgo de enfermedades metabólicas.

Soluciones para Bloqueos Metabólicos

Distribución de soluciones para bloqueos metabólicos comunes.

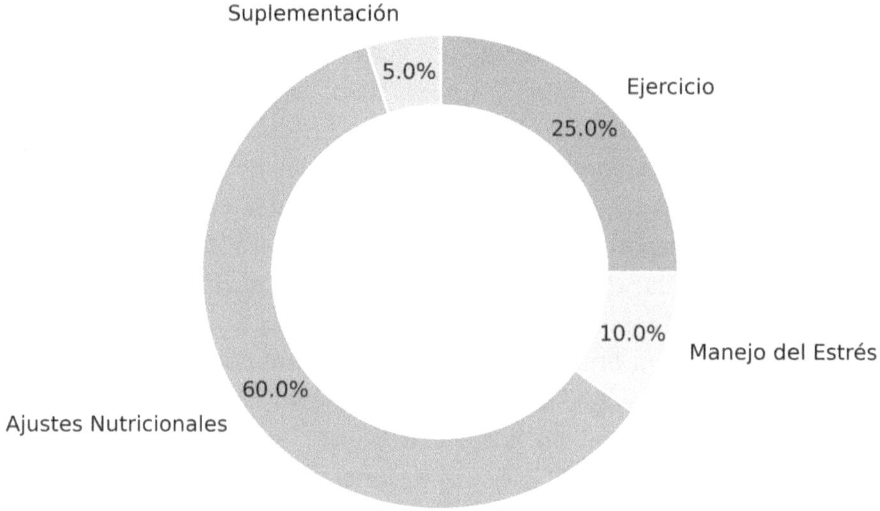

EJE: Ejercicio (p. ej., entrenamiento de resistencia, cardio)

MAN: Manejo del Estrés (p. ej., atención plena, sueño adecuado)

NUT: Ajustes Nutricionales (p. ej., macros balanceados, eliminar alimentos procesados)

SUP: Suplementación (p. ej., vitaminas, minerales)

La mayor parte de las soluciones se centra en ajustes nutricionales, destacando la importancia de la dieta para superar los bloqueos metabólicos. El ejercicio y el manejo del estrés juegan un papel de apoyo, lo que sugiere que un enfoque holístico es necesario para una función metabólica óptima. La suplementación representa una parte más pequeña, pero aún significativa, de la estrategia de solución, lo que posiblemente indica intervenciones dirigidas a deficiencias o bloqueos específicos.

Medidas de prevención

Las medidas de prevención contra bloqueos metabólicos tienen como objetivo prevenir la aparición del bloqueo desde el principio o minimizar el riesgo de que ocurra. Un estilo de vida saludable, basado en una alimentación equilibrada, ejercicio regular y suficiente descanso, constituye la base. Una dieta rica en alimentos no procesados, como verduras, frutas, cereales integrales y proteínas magras, proporciona al cuerpo los nutrientes necesarios sin sobrecargar el metabolismo. Beber aproximadamente 2 litros de agua al día apoya los procesos naturales de desintoxicación del cuerpo y promueve las funciones metabólicas. La actividad física, ya sea a través de deportes, caminatas o actividades cotidianas como subir escaleras, estimula el metabolismo y mejora la insulinsensitivitaet. Incluso pequeños cambios en la vida diaria, como cambiar el coche por la bicicleta o dar un breve paseo durante la pausa del almuerzo, pueden tener efectos positivos. Además de la alimentación y el ejercicio, la gestión del estrés también juega un papel importante. Técnicas de relajación, como la meditación o la relajación muscular progresiva, pueden ayudar a reducir las hormonas del estrés y, por lo tanto, aliviar el metabolismo. El estrés crónico puede llevar a niveles elevados de cortisol, que a su vez afectan el metabolismo y fomentan la acumulación de viszeralem_fett. Se recomienda evitar dietas con un control y monitoreo estricto de calorías, ya que pueden aumentar el nivel de estrés y tener efectos negativos en el bienestar psicológico. En su lugar, es más sensato optar por un cambio de alimentación a largo plazo con alimentos saludables y centrarse en disfrutar de la comida y la alimentación intuitiva. Por ejemplo, elegir comidas caseras con ingredientes frescos en lugar de alimentos procesados durante la cena no solo puede influir positivamente en el metabolismo, sino también reducir el riesgo de ataques de hambre relacionados con el estrés. Dormir lo suficiente también es esencial para un metabolismo funcional. Un ritmo de sueño regular y

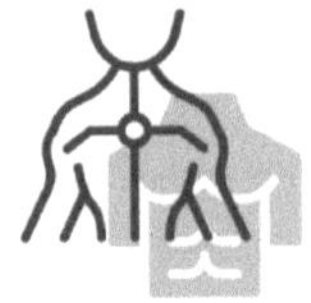

de siete a ocho horas de sueño por noche apoyan la regeneración del cuerpo y contribuyen a un equilibrio hormonal adecuado. A través de la combinación de estas medidas: alimentación saludable, ejercicio regular, gestión del estrés y suficiente sueño, se pueden prevenir eficazmente los bloqueos metabólicos y crear la base para un bienestar a largo plazo.

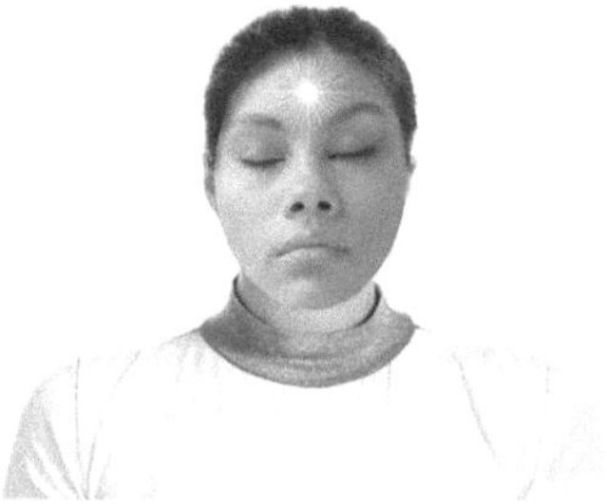

Meditación [i41]

Efectividad de las estrategias de prevención del bloqueo metabólico (sin HCG)

Impacto de las medidas preventivas en los problemas comunes de desaceleración metabólica durante una dieta sin HCG.

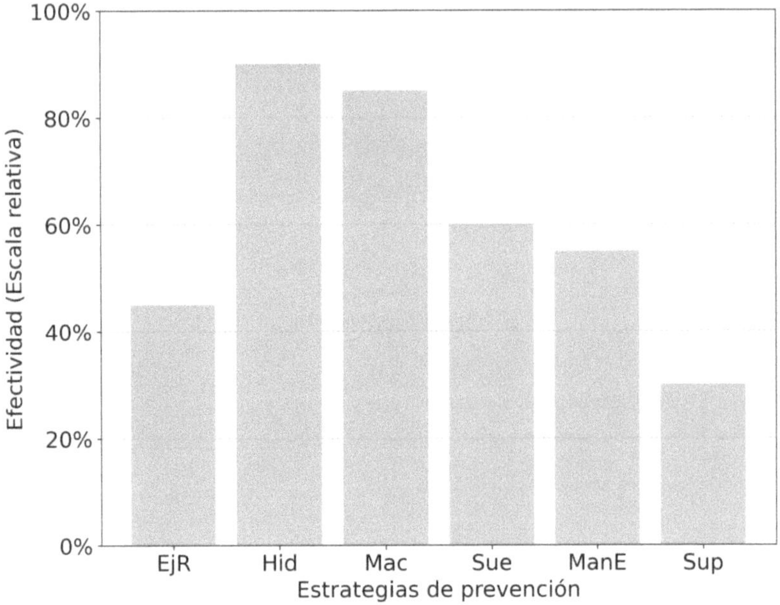

EjR: Ejercicio ligero regular

Hid: Hidratación (2+ litros/día)

Mac: Macronutrientes consistentes

ManE: Técnicas de manejo del estrés

Sue: Sueño suficiente (7-9 horas)

Sup: Suplementación dirigida

El gráfico destaca la efectividad de diversas estrategias para prevenir la desaceleración metabólica durante una dieta sin HCG. La hidratación y la ingesta constante de macronutrientes parecen ser particularmente impactantes, lo que sugiere que juegan un papel crucial en el mantenimiento de la función metabólica. Si bien el manejo del estrés y el sueño suficiente muestran efectos positivos, su impacto es menos pronunciado. Estos datos enfatizan la importancia de un enfoque holístico de la dieta, priorizando no solo las restricciones dietéticas sino también los factores del estilo de vida para un rendimiento metabólico óptimo.

Consejos concretos

- Aumente su actividad metabólica con baños de pies alternos, sumergiendo sus pies en agua fría y caliente de manera alterna.
- Incorpore el 'oil pulling' en su rutina matutina para desintoxicar su cavidad bucal y apoyar indirectamente su metabolismo.
- Beba agua de jengibre con un chorrito de limón y miel para estimular su metabolismo y fortalecer su sistema inmunológico.
- Cepille su cuerpo con un cepillo de cerdas naturales antes de ducharse, en dirección al corazón, para promover la circulación y el flujo linfático.
- Experimente con el poder curativo de las especias: añada canela a su café o cúrcuma a sus verduras.
- Regálese una olla de caldo de verduras casero para proporcionar a su cuerpo minerales esenciales y apoyar la digestión.
- Respire de manera consciente y profunda en el abdomen para mejorar la oxigenación de sus células y activar su metabolismo.
- Cree rituales que apoyen su metabolismo, como una caminata matutina o un baño relajante por la noche.
- Considere su metabolismo como su aliado personal y cuídelo con atención y respeto.

Revisión - 4. Reinicio del metabolismo

Un reinicio del metabolismo, como el que se busca a través de un programa de metabolismo sin HCG, ofrece la oportunidad de optimizar las funciones de su cuerpo y mejorar su salud de manera sostenible. No se trata solo de perder peso, sino de un enfoque holístico que considera la función hepática, la salud intestinal, la regeneración celular, el equilibrio hormonal y la sensibilidad a la insulina. El éxito depende en gran medida de su comprensión de estas complejas interrelaciones y de su disposición a ajustar sus hábitos de vida en consecuencia.

Comience con un análisis de su situación actual. Analice sus hábitos alimenticios, su comportamiento de actividad física, su ritmo de sueño y su manejo del estrés. ¿Dónde ve potencial de optimización? Una dieta rica en fibra con abundante fruta y verdura apoya tanto su hígado como su intestino. Integre el ejercicio regularmente en su vida diaria para mejorar su sensibilidad a la insulina y estimular la quema de grasa. Preste atención a dormir lo suficiente para estabilizar su equilibrio hormonal y prevenir antojos. Técnicas de relajación como el yoga o la meditación pueden ayudarle a reducir el estrés y, por ende, a disminuir sus niveles de cortisol.

La implementación de un reinicio del metabolismo puede presentar desafíos. La renuncia a ciertos alimentos, la integración del deporte en la vida cotidiana y el establecimiento de un ritmo de sueño regular requieren disciplina y planificación. Sea consciente de que se trata de un proceso que necesita tiempo y paciencia. Especialmente al principio, pueden ocurrir ligeros retrocesos. No se desanime por ello, sino concéntrese en sus objetivos a largo plazo. Busque apoyo si es necesario. Un nutricionista puede ayudarle a elaborar un plan de alimentación individual, un entrenador personal puede apoyarle en la creación de su plan de entrenamiento.

Para beneficiarse a largo plazo de los efectos positivos de un reinicio del metabolismo, debe integrar los conocimientos adquiridos en su vida diaria. No considere el programa como una medida a corto plazo, sino como una oportunidad para cambiar sus hábitos de vida de manera sostenible. También después de finalizar el programa, mantenga una dieta equilibrada, ejercicio regular, suficiente sueño y una gestión efectiva del estrés. Así podrá apoyar óptimamente sus funciones metabólicas y aumentar su bienestar.

Un reinicio del metabolismo es una inversión en su salud. Con el conocimiento adecuado, la disciplina necesaria y una actitud positiva, puede activar su metabolismo, mejorar su salud y sentirse mejor en general. Aproveche la oportunidad de hacer algo bueno por su cuerpo y establezca las bases para una vida saludable y vital.

5. Éxito a largo plazo

¿Cuántas veces ha completado una dieta con éxito, solo para encontrarse de nuevo en el punto de partida meses después? El camino hacia un peso corporal saludable se asemeja más a un maratón que a un sprint: se trata de cambios duraderos en lugar de éxitos a corto plazo. Una actividad metabólica optimizada forma la base para resultados sostenibles. Las próximas páginas mostrarán estrategias probadas con las que podrá asegurar sus éxitos de manera permanente. Exploremos juntos cómo convertir su cuerpo en un aliado eficiente en la lucha contra los kilos de más.

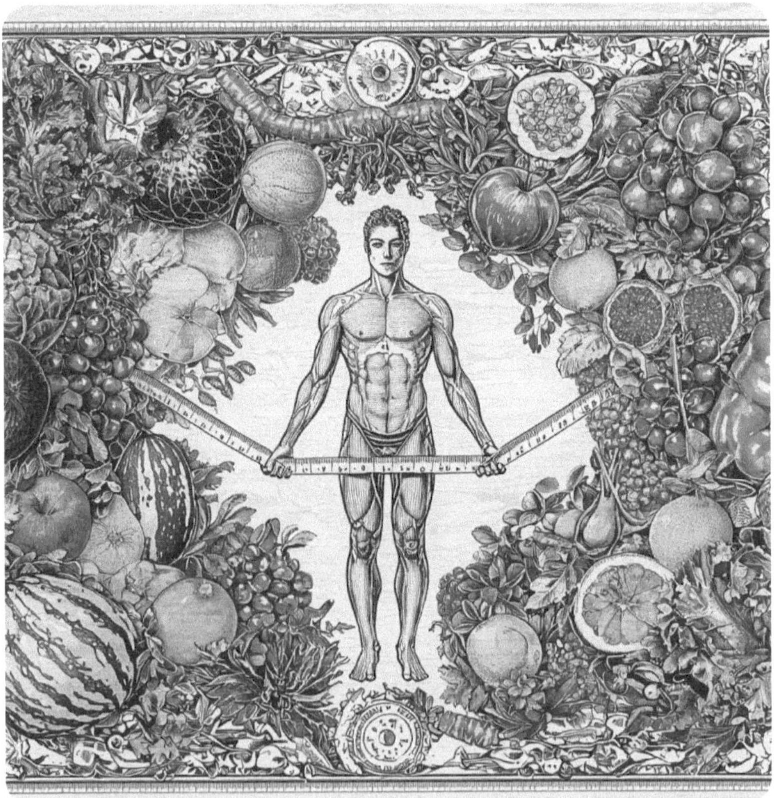

5. 1 Optimización del metabolismo

El éxito a largo plazo en la pérdida de peso requiere más que una dieta a corto plazo. El cuerpo reacciona a la reducción de calorías con un menor consumo de energía, lo que dificulta el mantenimiento del peso. Esta adaptación metabólica requiere un cambio sostenible en los hábitos alimenticios y de ejercicio para conservar la masa corporal magra y estimular el metabolismo. La capacidad del cuerpo para alternar de manera flexible entre diferentes fuentes de energía (flexibilidad metabólica) juega un papel crucial. Un metabolismo eficiente que aprovecha óptimamente tanto la glucosa como los ácidos grasos es la clave para una pérdida de peso duradera y una salud sostenible. Descubra en este capítulo cómo optimizar su metabolismo mediante estrategias específicas y activar su quema de grasa de manera natural.

La optimización sostenible del metabolismo se logra mediante la combinación de una alimentación adecuada, ejercicio regular y el desarrollo de una situación metabólica flexible que capacita al cuerpo para alternar de manera eficiente entre diferentes fuentes de energía.

Cambio permanente

Una optimización del metabolismo duradera sin HCG requiere cambios sostenibles en el estilo de vida. No se trata solo de dietas a corto plazo, sino de una adaptación a largo plazo de la alimentación y el ejercicio [s65]. El cuerpo reacciona a la restricción calórica con una disminución del consumo de energía [s66] [s65]. Esta adaptación metabólica influye en el mantenimiento del peso a largo plazo, ya que el cuerpo intenta ahorrar energía. Para contrarrestar esto, es importante mantener la masa corporal magra, ya que esta influye en el consumo de energía [s65]. Una forma de influir positivamente en el metabolismo a largo plazo es el intermittierendes_fasten [s67]. Al restringir temporalmente la ingesta de alimentos, se aumenta la flexibilidad metabólica y el cuerpo aprende a utilizar la grasa como fuente de energía [s67]. Comparado con un coche híbrido que alterna entre gasolina y electricidad, el cuerpo aprende a cambiar de manera más eficiente entre diferentes fuentes de energía. Los diferentes métodos de ayuno, como la alimentación restringida en el tiempo, también promueven un ritmo circadiano saludable, que es importante para el equilibrio metabólico [s67]. El ayuno intermitente puede mejorar la insulinempfindlichkeit y reducir el riesgo de síndromes metabólicos [s67]. A menudo es más fácil de integrar en la vida cotidiana que los estrictos planes dietéticos, lo que fomenta la adherencia a largo plazo [s67]. Además de la alimentación, el comportamiento de actividad física también juega un papel importante [s66]. La actividad física regular ayuda a aumentar el consumo de energía y a mantener la masa corporal magra. Incluso después de alcanzar el peso deseado, persisten adaptaciones metabólicas que pueden dificultar un nuevo aumento de peso [s66]. Estos cambios persistentes en el metabolismo pueden incluso predecir el regreso a un peso más alto [s66]. Los cambios hormonales, como una secreción de insulina reducida, contribuyen a esta adaptación [s66]. Para tener éxito a largo plazo, se deben

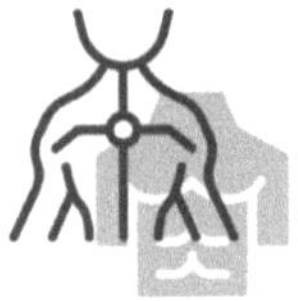

considerar las necesidades individuales y el estilo de vida [s65]. Una combinación de restricción calórica, ejercicio regular y una adaptación a largo plazo del estilo de vida es crucial para una optimización del metabolismo duradera.

Bueno saber

Adaptación metabólica
El cuerpo ajusta su metabolismo a condiciones cambiantes, por ejemplo, a través de una ingesta calórica reducida. Esto puede llevar a un menor consumo de energía y dificultar la pérdida de peso.

Flexibilidad metabólica
La capacidad del cuerpo para alternar entre diferentes fuentes de energía, como carbohidratos y grasas. Una mayor flexibilidad metabólica apoya el control del peso y la salud general.

Secreción de insulina
La liberación de insulina por el páncreas. Una secreción de insulina adecuada es importante para un nivel de azúcar en sangre saludable.

Masa corporal magra
Se refiere al peso corporal sin grasa corporal. Un mayor porcentaje de masa corporal magra, especialmente músculos, aumenta el metabolismo basal y apoya la regulación del peso.

metabolische_flexibilitaet

La flexibilidad metabólica describe la capacidad del cuerpo para alternar de manera eficiente entre diferentes fuentes de energía, principalmente glucosa y ácidos_grasos, según la disponibilidad y la necesidad. Un metabolismo con alta flexibilidad puede cambiar rápida y fácilmente de la quema de carbohidratos a la quema de grasa cuando la glucosa escasea, por ejemplo, durante el ayuno o el ejercicio físico. Esta adaptabilidad no solo es relevante para el control del peso, sino también para la salud y el rendimiento general. Un metabolismo flexible puede ayudar a mantener estables los niveles de azúcar en sangre y optimizar la liberación de insulina. En cambio, un metabolismo rígido, que depende principalmente de la glucosa como fuente de energía, puede llevar a insulinresistenz, aumento de peso y un mayor riesgo de enfermedades metabólicas. [s68] Las células cancerosas presentan una forma particular de flexibilidad metabólica que les permite utilizar tanto glucosa como otros nutrientes para su crecimiento. Esta flexibilidad dificulta el tratamiento del cáncer, ya que las células pueden ajustar rápidamente su metabolismo para eludir terapias que buscan bloquear vías metabólicas específicas. [s68] La investigación trabaja en estrategias para contrarrestar esta adaptabilidad de las células cancerosas y así desarrollar nuevos enfoques terapéuticos. Para un metabolismo saludable en la vida cotidiana, es útil permitir que el cuerpo cambie regularmente a la quema de grasa. Esto se puede lograr mediante períodos prolongados sin ingesta de alimentos, como en el intermittierenden_fasten, o mediante una dieta reducida en carbohidratos. Al adaptarse a diferentes fuentes de energía, se entrena la flexibilidad metabólica y se promueve la quema de grasa. Por ejemplo, quien se abstiene de bocadillos desde la cena hasta el desayuno del día siguiente le da al cuerpo la oportunidad de quemar más grasa durante la noche. Esto apoya el control del peso y mejora la salud metabólica.

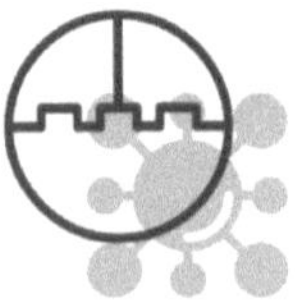

Bueno saber

Ácidos grasos

Durante una dieta de metabolismo sin HCG, los ácidos grasos sirven como fuente principal de energía. El aumento de la quema de grasa contribuye a la reducción de peso.

Flexibilidad Metabólica sin HCG

Flexibilidad metabólica a través de diferentes proporciones de ingesta de macronutrientes.

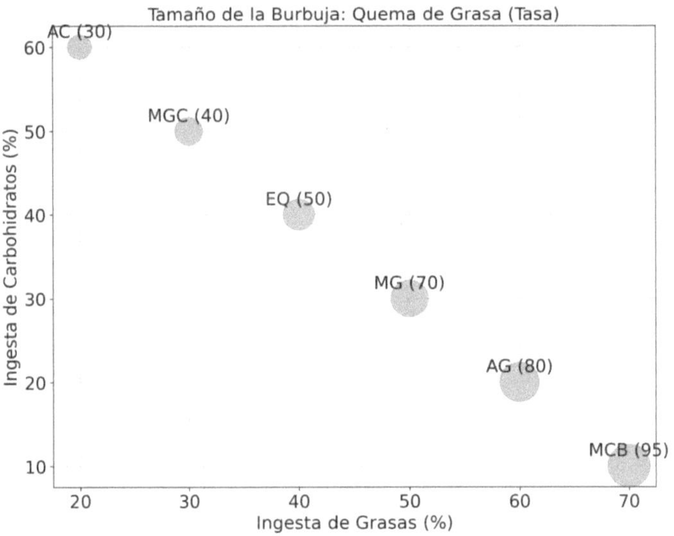

Blasengröße: Quema de Grasa (Tasa)

AC: Altos Carbohidratos, Baja Grasa

EQ: Equilibrado

MG: Moderada Grasa, Bajos Carbohidratos

AG: Alta Grasa, Bajos Carbohidratos

MCB: Muy Bajos Carbohidratos

MGC: Moderados Carbohidratos, Baja Grasa

Las personas con una mayor ingesta de carbohidratos tienden a tener una menor capacidad de quemar grasa, mientras que aquellas con una mayor ingesta de grasas demuestran una mayor flexibilidad. La ingesta moderada de proteínas parece favorecer la flexibilidad metabólica en diversas proporciones de macronutrientes. Las personas con una ingesta muy baja de carbohidratos y una ingesta moderada de grasas parecen tener la mayor flexibilidad metabólica.

Eficiencia del metabolismo

La eficiencia del metabolismo describe cuán efectivamente el cuerpo obtiene energía de los nutrientes y la utiliza para sus funciones. Un metabolismo eficiente consume menos energía para el mismo rendimiento y puede almacenar energía excedente más fácilmente, a menudo como grasa [s69]. Esto puede dificultar la pérdida de peso, ya que el cuerpo maneja las calorías de manera más económica. Por el contrario, una menor eficiencia significa que se quema más energía, incluso en reposo. La eficiencia del metabolismo se ve influenciada por varios factores, incluidos la predisposición genética, la regulación hormonal, la composición de la masa corporal (proporción de músculo a grasa) y la capacidad del cuerpo para alternar entre diferentes combustibles, principalmente glucosa y ácidos grasos [s70]. Esta flexibilidad, conocida como metabolische_flexibilitaet, permite que un metabolismo eficiente cambie rápidamente entre la quema de carbohidratos y grasas según la necesidad y disponibilidad. Una alta sensibilidad a la insulina se correlaciona con una mejor eficiencia metabólica y una relación más fuerte entre el cambio del cociente respiratorio (RQ) y los ácidos grasos circulantes [s70]. El RQ indica la relación entre el oxígeno consumido y el dióxido de carbono producido, y permite inferencias sobre el tipo de portador de energía consumido. Por ejemplo, beba bebidas con cafeína para aumentar el consumo de energía en reposo, especialmente si está entrenado [s71]. La cafeína aumenta la movilización de lípidos, posiblemente a través de un aumento en la liberación de epinefrina y la posterior oxidación de lípidos [s71]. Este efecto es más pronunciado en personas entrenadas que en no entrenadas [s71]. Otro factor que influye en la eficiencia del metabolismo es la respuesta del cuerpo a la falta de oxígeno (hipoxia). El hígado puede mantener la homoeostasis metabólica durante la hipoxia a corto plazo al aumentar temporalmente la capacidad de las cadenas respiratorias y ajustar el metabolismo de los lípidos [s72]. Estos ajustes muestran cuán complejo y adaptable es el metabolismo para asegurar el suministro de energía incluso en condiciones difíciles. Es importante entender que una alta eficiencia metabólica, aunque puede dificultar la pérdida de peso, no es inherentemente negativa. Es un signo de un metabolismo bien funcionando que puede utilizar recursos de manera efectiva.

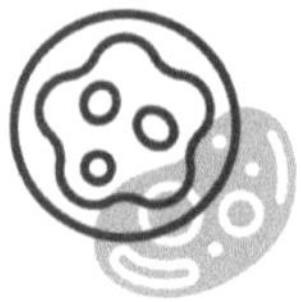

Bueno saber

Cociente respiratorio (RQ)

El cociente respiratorio (RQ) es una medida de la relación entre el dióxido de carbono producido y el oxígeno consumido. Indica qué nutrientes utiliza principalmente el cuerpo para la producción de energía. Un RQ cercano a 1 sugiere quema de carbohidratos, mientras que un RQ cercano a 0,7 indica quema de grasas. En el contexto de una dieta de metabolismo sin HCG, el RQ puede servir como un indicador de la flexibilidad metabólica y el éxito del cambio dietético.

Homoeostasis metabólica

La homoeostasis metabólica se refiere a la capacidad del cuerpo para mantener un ambiente interno estable en relación con el metabolismo. Una dieta de metabolismo sin HCG tiene como objetivo apoyar y optimizar la homoeostasis metabólica al estimular al cuerpo a utilizar grasa como fuente principal de energía y mejorar la sensibilidad a la insulina.

Comparación de Eficiencia Metabólica (Sin HCG)

Eficiencia relativa de diferentes estrategias de optimización metabólica

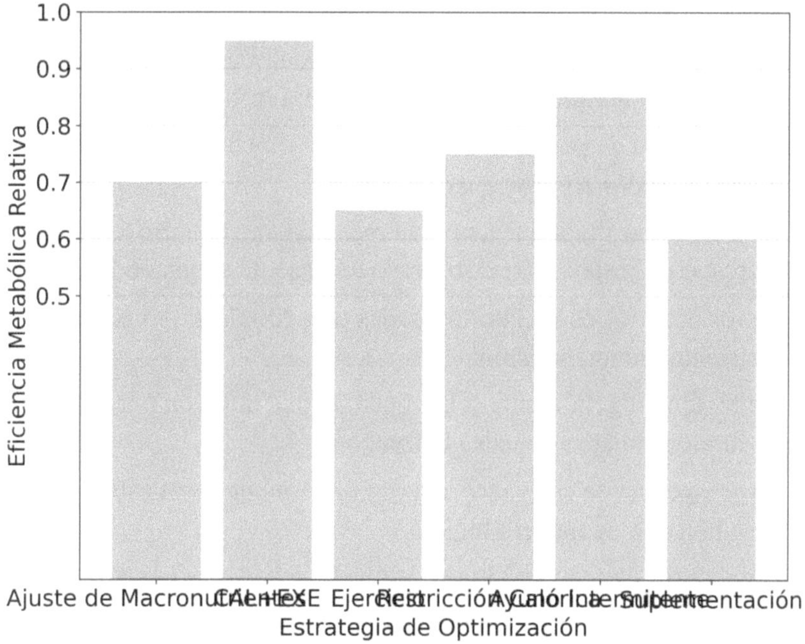

CAL: Restricción Calórica

CAL+EXE: Restricción Calórica + Ejercicio

EXE: Ejercicio

INT: Ayuno Intermitente

MAC: Ajuste de Macronutrientes

SUP: Suplementación

La restricción calórica combinada con ejercicio muestra la mayor eficiencia metabólica, seguida del ayuno intermitente. Si bien la suplementación y los ajustes de macronutrientes ofrecen alguna mejora, son menos efectivos que los cambios en el estilo de vida. Esto sugiere que centrarse en el balance energético y la actividad física son clave para maximizar la eficiencia metabólica.

Consejos concretos

- Conecta tu metabolismo con experiencias positivas: Disfruta conscientemente de la energía después de una comida saludable o de la calma tras una sesión de ejercicio.
- Imagina tu metabolismo como un sistema dinámico que puedes influir positivamente a través de decisiones conscientes.
- Entrena tu percepción sensorial hacia los alimentos: Concéntrate en el sabor y la textura para comer de manera más consciente.
- Crea una red de personas que apoyen tus objetivos metabólicos y con quienes puedas compartir experiencias.
- Desarrolla un ritual que active tu metabolismo a diario, como un ejercicio de respiración matutino o un vaso de agua con limón.
- Ve los desafíos como oportunidades para fortalecer y hacer más resistente tu metabolismo.
- Reflexiona regularmente sobre qué factores influyen positivamente en tu metabolismo y cuáles lo frenan.
- Experimenta con nuevas formas de movimiento para estimular tu metabolismo de manera lúdica.
- Celebra tus éxitos, por pequeños que sean, y así refuerza tu motivación para una optimización metabólica a largo plazo.
- Visualiza tu objetivo de un metabolismo que funcione de manera óptima y siente la energía positiva que emana de ello.
- Incorpora los principios de la optimización metabólica en todas las áreas de tu vida, desde la alimentación hasta el ejercicio y la relajación.
- Desarrolla una actitud positiva hacia tu cuerpo y confía en su capacidad de autorregulación.

5. 2 Control de peso

El éxito a largo plazo en el manejo del peso requiere más que dietas a corto plazo. Se trata de regular el peso corporal de manera sostenible y al mismo tiempo mantener la masa muscular. Esto presenta desafíos para muchos, ya que el metabolismo, el equilibrio hormonal y las necesidades individuales juegan un papel decisivo. La conservación de la masa muscular es esencial, ya que los músculos aumentan el metabolismo basal y apoyan la quema de grasa. Al mismo tiempo, es importante aprovechar el metabolismo de manera óptima y reducir las reservas de grasa de manera efectiva. Siga leyendo para descubrir cómo puede lograr éxitos a largo plazo a través de un manejo del peso dirigido y mejorar su salud de manera sostenible.

El manejo sostenible del peso requiere la combinación de una alimentación saludable, ejercicio regular y la optimización de procesos metabólicos como la quema de grasa y el mantenimiento muscular.

Quema de grasa

La quema de grasa, el proceso mediante el cual los triglicéridos almacenados se descomponen en ácidos grasos libres y glicerol y se utilizan para la obtención de energía, es un proceso complejo regulado por el equilibrio hormonal. Un aspecto importante es el "interruptor metabólico", que cambia al cuerpo de la utilización de glucosa a la quema de grasa. Este interruptor se activa cuando las reservas de glucógeno, la principal fuente de energía del cuerpo, están agotadas. Esto ocurre típicamente después de 12 a 36 horas sin ingesta de alimentos, lo que aumenta la lipólisis, la liberación de ácidos grasos del tejido adiposo. El ayuno intermitente puede aprovechar este proceso de manera específica y promover la quema de grasa. Cabe señalar que este enfoque, similar a una reducción continua de calorías, apoya la pérdida de grasa mientras puede fomentar la preservación muscular. Por ejemplo, una persona que practica el ayuno intermitente puede aumentar la quema de grasa mediante la activación del interruptor metabólico, sin perder masa muscular significativa. Además de la dieta, los factores hormonales y el estado general de salud también influyen en la quema de grasa. En mujeres con síndrome de ovario poliquístico (SOP), el sobrepeso a menudo está asociado con trastornos metabólicos y problemas reproductivos. Una pérdida de peso moderada del 5-10% puede tener efectos positivos en el ciclo menstrual y mejorar las funciones metabólicas. En el contexto de una intervención de estilo de vida que incluye cambios en la dieta y ejercicio regular, no solo se puede reducir el índice de andrógenos libres (FAI), sino también mejorar el perfil lipídico y aumentar la sensibilidad a la insulina. Estas mejoras ayudan a reducir el riesgo de enfermedades cardiovasculares y diabetes. Una reducción de peso lenta y controlada no solo es más efectiva, sino también más saludable. Una pérdida de peso demasiado rápida, por ejemplo, más del 5-10% del peso corporal en 6 meses, puede favorecer la formación de cálculos biliares, especialmente en mujeres. Por lo

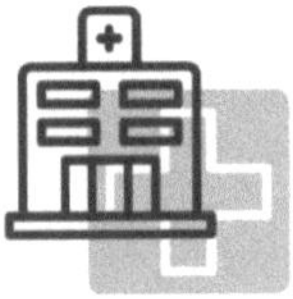

tanto, una dieta equilibrada, ejercicio regular y un manejo saludable del peso son cruciales para una óptima quema de grasa y el bienestar general. A través de la combinación de estas medidas, se pueden influir positivamente tanto en los procesos metabólicos como hormonales y minimizar los riesgos para la salud.

Fuentes de energía para la quema de grasa

Fuentes de energía primarias durante una dieta metabólica (sin HCG).

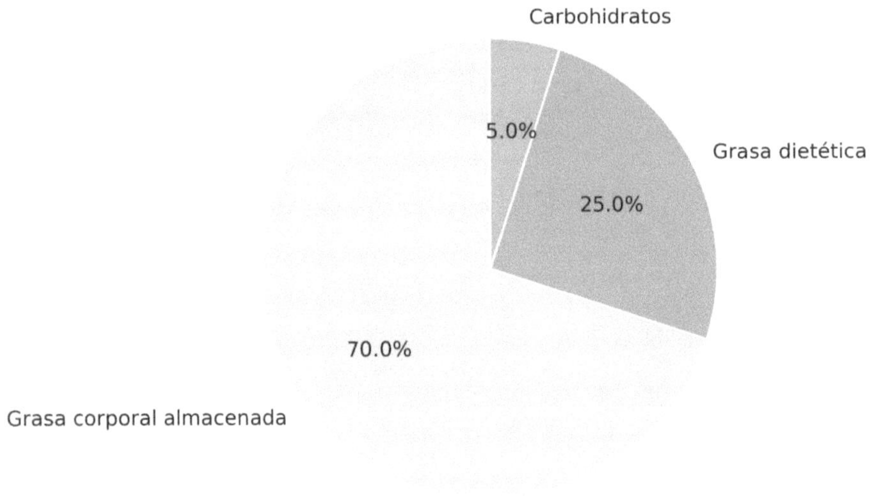

- CAR: Carbohidratos
- DF: Grasa dietética
- FAT: Grasa corporal almacenada

Este gráfico destaca la dependencia del cuerpo de la grasa almacenada como fuente de energía primaria durante una dieta metabólica sin HCG. Si bien la grasa dietética contribuye, la porción significativamente mayor de la grasa almacenada demuestra la efectividad de este enfoque para promover la pérdida de peso. La pequeña contribución de los carbohidratos sugiere una menor dependencia de los azúcares para obtener energía.

Mantenimiento muscular

Mantener los músculos es importante durante una reducción de peso, ya que el tejido muscular consume más energía que el tejido graso. Por lo tanto, un mayor porcentaje de músculo aumenta el grundumsatz, lo que facilita el control del peso a largo plazo. [s73] Para minimizar la pérdida de masa muscular durante una dieta hipocalórica, es esencial una ingesta adecuada de proteínas. Las personas mayores necesitan alrededor de 1,0 a 1,2 gramos de proteína por kilogramo de peso corporal al día para mantener la masa muscular. Así, una persona que pesa 70 kg necesita entre 70 y 84 gramos de proteína al día. La distribución de la ingesta de proteínas a lo largo del día, idealmente en varias comidas más pequeñas, optimiza la síntesis de proteínas musculares. [s73] Además de la ingesta de proteínas, el intermittierendes_fasten puede apoyar el mantenimiento muscular al estimular al cuerpo a utilizar ácidos grasos y cetonas como fuente de energía. [s74] Esta metabolische_umstellung no solo promueve la quema de grasa, sino que

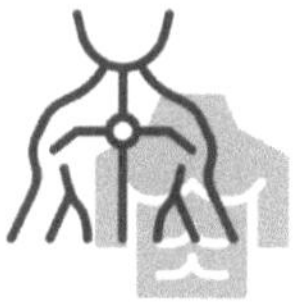

también mantiene la función celular muscular durante períodos prolongados sin ingesta de alimentos. Los triglicéridos almacenados en las células musculares sirven como fuente adicional de energía. [s74] Combinando una ingesta adecuada de proteínas con ayuno intermitente, se puede optimizar el mantenimiento muscular durante una reducción de peso y afectar positivamente el metabolismo.

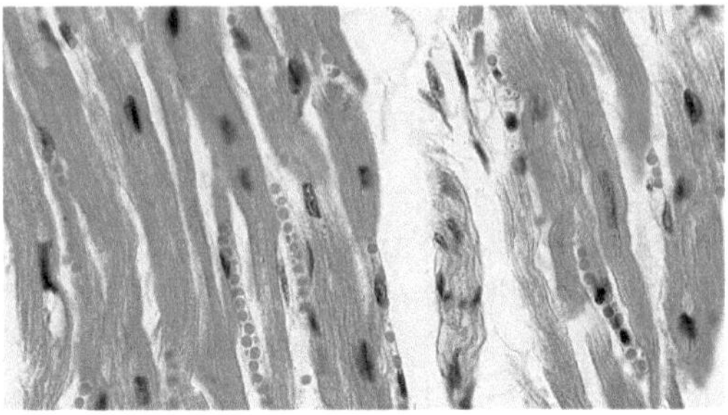

tejido muscular [i42]

Bueno saber

Síntesis de proteínas musculares

La síntesis de proteínas musculares es el proceso mediante el cual el cuerpo construye nuevas proteínas en los músculos. Una ingesta adecuada de proteínas y el ejercicio regular estimulan este proceso. En una dieta metabólica sin HCG, la síntesis de proteínas musculares es importante para prevenir la pérdida de músculo durante la reducción de peso y mantener la masa muscular.

Triglicéridos

Los triglicéridos son la forma más común de grasa en el cuerpo y sirven como reserva de energía. Se encuentran en la sangre y en el tejido graso. En el contexto de una dieta metabólica sin HCG, los triglicéridos almacenados en las células musculares pueden utilizarse como fuente de energía, especialmente durante el ayuno intermitente.

Estrategias metabólicas

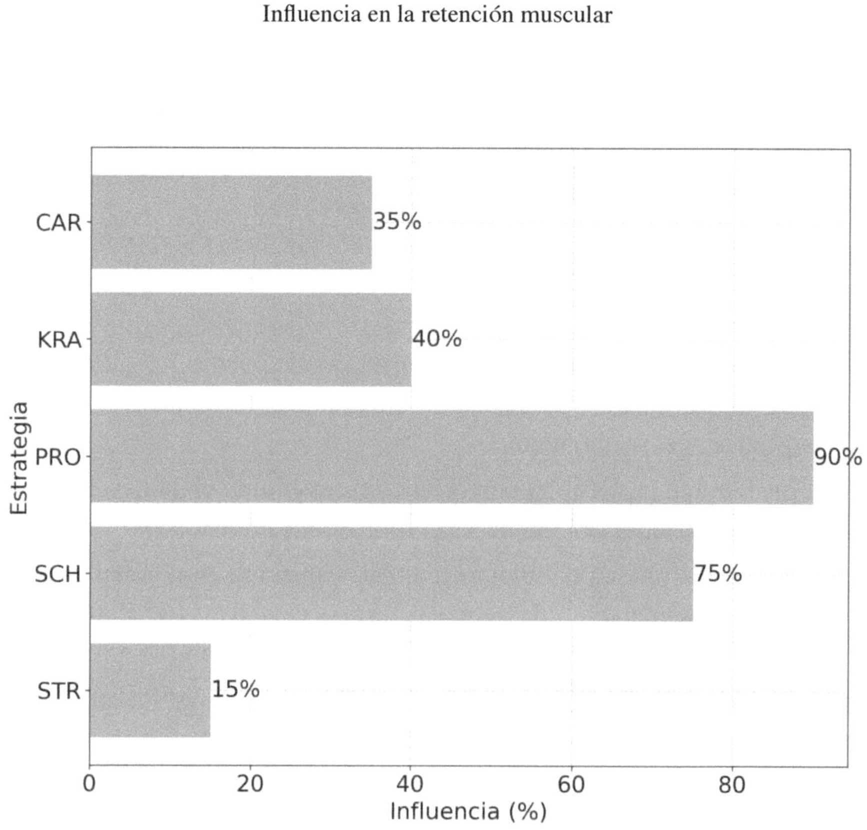

CAR: Entrenamiento cardiovascular

KRA: Entrenamiento de fuerza

PRO: Ingesta de proteínas

SCH: Sueño

STR: Reducción del estrés

El diagrama de barras horizontal visualiza la influencia relativa de diferentes estrategias en la retención muscular durante una dieta metabólica sin HCG. Una mayor ingesta de proteínas muestra el efecto más fuerte, seguida del entrenamiento de fuerza. Dormir lo suficiente y la reducción del estrés también contribuyen a la retención muscular, aunque en menor medida. El entrenamiento cardiovascular tiene la menor influencia.

Consejos concretos

- Encuentra tu ritmo personal para el movimiento y las comidas y manténlo de manera consistente para apoyar a tu cuerpo en su equilibrio natural.
- Convierte tus comidas en pequeñas obras de arte, experimentando con colores, formas y sabores, estimulando así tus sentidos y tu metabolismo por igual.
- Desarrolla una sensibilidad hacia el lenguaje de tu cuerpo: aprende a distinguir entre hambre y apetito y responde conscientemente a las señales de tu metabolismo.
- Crea un oasis de bienestar en tu hogar, donde puedas relajarte y disfrutar de tus comidas con tranquilidad, promoviendo así la digestión y el metabolismo.
- Considera tu gestión del peso como una aventura, en la que vas conociendo cada vez mejor a tu cuerpo y sus necesidades.
- Transforma tu vida cotidiana en un laboratorio de movimiento y descubre de manera lúdica nuevas formas de activar tu metabolismo, como bailar mientras cocinas o equilibrarte en el camino al trabajo.
- Déjate inspirar por la naturaleza e integra las estaciones en tu gestión del peso: come alimentos ligeros y refrescantes en verano y platos cálidos y nutritivos en invierno.
- Celebra pequeños logros en tu camino hacia el peso deseado con un ritual que te brinde alegría, como un baño relajante o un buen libro.
- Considera los contratiempos como lecciones valiosas y utilízalos para ajustar tus estrategias y alcanzar tus objetivos a largo plazo.
- Rodéate de personas que te fortalezcan en tu gestión del peso y te brinden energía positiva.

5. 3 Adaptación del estilo de vida

El éxito a largo plazo en la dieta de metabolismo requiere cambios sostenibles en el estilo de vida. El sueño, la gestión del estrés y los patrones de comportamiento influyen en las hormonas, los procesos metabólicos y, en última instancia, en el éxito de sus esfuerzos. Estos factores pueden llevar al aumento de peso, antojos y problemas metabólicos si no están en equilibrio. Una transición exitosa requiere cambios duraderos e integración de nuevos hábitos en la vida cotidiana. Esto presenta desafíos para muchos, pero al mismo tiempo ofrece la oportunidad de tener más energía, mejor salud y un mayor bienestar. ¿Listo para influir positivamente en su metabolismo y su vida a largo plazo? Siga leyendo y descubra cómo optimizar estos factores importantes.

El éxito sostenible en el cambio de estilo de vida y la regulación del peso se basa en la combinación de un sueño adecuado, la gestión del estrés y el establecimiento de nuevos hábitos a través de la motivación intrínseca, metas realistas y apoyo social.

Optimización del sueño

El sueño es esencial para un metabolismo funcional. Afecta las hormonas y los procesos metabólicos que son cruciales para la regulación del peso y la salud general [s75]. Una alteración de estos procesos puede llevar a diversos problemas, como la obesidad, la diabetes y la resistencia a la insulina [s75]. Las hormonas leptina y ghrelina, que regulan el apetito, se ven directamente afectadas por la falta de sueño. La leptina envía señales al cerebro de saciedad, mientras que la ghrelina estimula el hambre. Dormir poco puede reducir los niveles de leptina y aumentar los de ghrelina, lo que lleva a un aumento del hambre y una mayor ingesta calórica. Este desequilibrio hormonal puede favorecer el aumento de peso y problemas metabólicos. Por ejemplo, quienes duermen solo unas pocas horas por la noche pueden experimentar antojos durante el día por alimentos ricos en calorías. Un ritmo de sueño regular apoya la producción hormonal natural y ayuda a evitar los antojos. Además de la leptina y la ghrelina, el sueño también influye en los niveles de cortisol. El cortisol es una hormona del estrés que, en cantidades elevadas, puede llevar a un aumento del almacenamiento de grasa abdominal. La falta crónica de sueño eleva los niveles de cortisol, lo que puede tener efectos negativos a largo plazo en el metabolismo y el peso. La calidad del sueño también afecta la tolerancia a la glucosa, es decir, la capacidad del cuerpo para transportar azúcar de la sangre a las células. Los trastornos del sueño pueden afectar la tolerancia a la glucosa y aumentar el riesgo de diabetes tipo 2. Especialmente el sueño

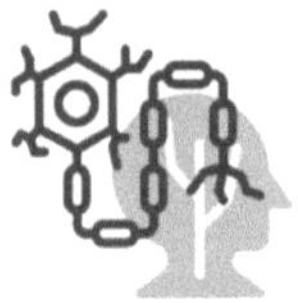

profundo, también conocido como sueño de ondas lentas, es importante para la homeostasis de la glucosa, es decir, para mantener niveles estables de azúcar en la sangre [s75]. Los circadianen_rhythmen, nuestro reloj biológico interno, están estrechamente relacionados con el sueño y el metabolismo [s75]. Estos ritmos regulan diversas funciones corporales, incluida la producción de hormonas y el metabolismo. El trabajo por turnos o los horarios de sueño irregulares pueden alterar los ritmos circadianos y afectar la producción de melatonina y cortisol [s75]. La melatonina es una hormona que regula el ciclo de sueño-vigilia. Un ritmo de melatonina alterado puede llevar a problemas de sueño y trastornos metabólicos. Para minimizar los efectos negativos, es útil mantener un ritmo de sueño lo más regular posible, incluso en turnos, y optimizar la higiene del sueño. Esto significa crear un ambiente de sueño oscuro y tranquilo, evitar la cafeína y el alcohol antes de dormir, y mantener horarios de sueño regulares. Estas medidas pueden ayudar a apoyar los ritmos circadianos naturales y tener un efecto positivo en el metabolismo.

Bueno saber

Higiene del sueño

La higiene del sueño abarca todas las medidas que contribuyen a un sueño saludable y reparador. Una buena higiene del sueño, como un ritmo de sueño regular y un ambiente óptimo para dormir, es especialmente importante durante una dieta de metabolismo sin HCG para apoyar el metabolismo y fomentar la pérdida de peso.

Sueño de ondas lentas

El sueño de ondas lentas, también conocido como sueño profundo, es la fase de sueño más importante para la regeneración física y la producción hormonal. Dormir lo suficiente en esta fase durante una dieta de metabolismo sin HCG apoya el equilibrio hormonal natural, que es crucial para un metabolismo saludable y una regulación exitosa del peso.

Tolerancia a la glucosa

La tolerancia a la glucosa describe qué tan bien el cuerpo puede transportar azúcar de la sangre a las células. Una mejor tolerancia a la glucosa es un objetivo importante en una dieta de metabolismo sin HCG, ya que ayuda a mantener estables los niveles de azúcar en sangre y reduce el riesgo de resistencia a la insulina y diabetes. El ejercicio regular y una dieta equilibrada fomentan la tolerancia a la glucosa.

Optimización del Sueño para el Equilibrio Metabólico

Distribución ideal de las fases del sueño para la salud metabólica.

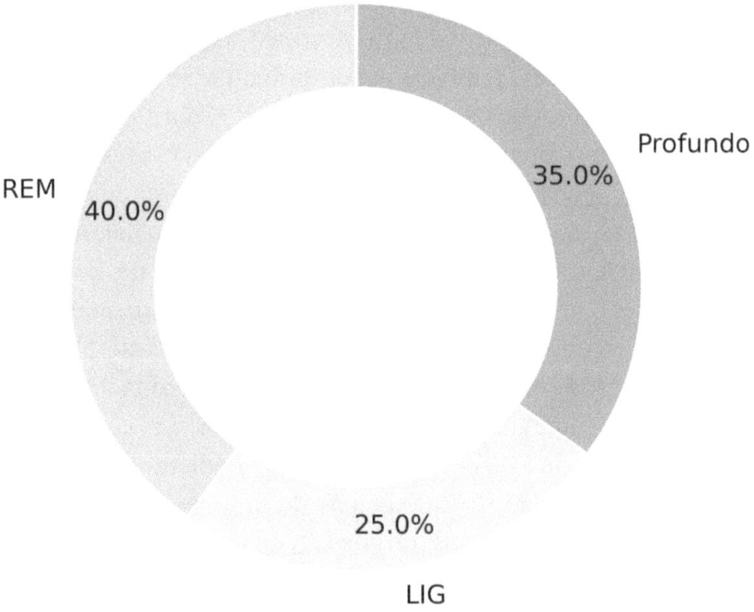

- DEP: Sueño Profundo
- LIG: Sueño Ligero
- REM: Sueño REM

Priorizar el sueño profundo y REM es crucial para la función metabólica y la regulación hormonal. Si bien el sueño ligero es importante para la transición entre etapas, una parte significativa del sueño profundo y REM asegura un descanso reparador y procesos metabólicos óptimos. Esta distribución refleja un énfasis en estas fases críticas del sueño para una mejor salud metabólica durante un programa metabólico sin HCG.

Reducción del estrés

El estrés no solo afecta el bienestar emocional, sino también el equilibrio hormonal y los procesos metabólicos. [s76] El estrés crónico puede llevar a un aumento en la liberación de cortisol, lo que influye en el apetito y el metabolismo de las grasas, favoreciendo el aumento de peso, especialmente en la zona abdominal. [s76] La alimentación emocional, donde se utiliza la comida para manejar el estrés, también puede dificultar la regulación del peso. [s76] Por lo tanto, las estrategias para la reducción del estrés son importantes en una dieta metabólica. Entre otras cosas, el entrenamiento de la atención plena puede ayudar a reconocer y cambiar patrones de pensamiento y comportamiento desfavorables relacionados con la comida. [s76] A través de la percepción consciente de las emociones y las señales del cuerpo, aprenderá a reaccionar de manera diferente al estrés en lugar de comer. Los ejercicios de atención plena, como la atención enfocada en la respiración o una meditación de escaneo corporal, pueden integrarse en la vida cotidiana. La combinación de la atención plena con otras medidas de la dieta metabólica puede aumentar su efectividad. [s76] Además de la atención plena, el ejercicio y técnicas de relajación como el yoga, relajación muscular progresiva o entrenamiento autógeno son útiles para reducir el estrés y mejorar el bienestar general. [s77] Integre sesiones de ejercicio regulares y fases de relajación en su vida cotidiana. Así podrá reducir el estrés y apoyar positivamente su dieta metabólica. [s78] La relajación tiene un efecto positivo en los niveles de cortisol y la calidad del sueño, lo que a su vez promueve el metabolismo y la regulación del peso. [s78]

Cortisol

El cortisol es una hormona vital que juega un papel importante en la dieta metabólica sin HCG. Un nivel de cortisol elevado de manera constante puede afectar negativamente el metabolismo y dificultar la pérdida de peso. Por lo tanto, la gestión del estrés es un componente importante del cambio de estilo de vida.

Entrenamiento autógeno

El entrenamiento autógeno es una técnica de relajación en la que se genera calma y relajación en el cuerpo a través de la auto-sugestión. La aplicación regular puede reducir el estrés y mejorar la calidad del sueño, lo que influye positivamente en el metabolismo y la regulación del peso.

Entrenamiento de la atención plena

El entrenamiento de la atención plena ayuda a percibir y cambiar los hábitos alimenticios de manera más consciente. Apoya el manejo de la alimentación emocional y evita los antojos, lo que promueve la regulación del peso durante la dieta metabólica.

Relajación muscular progresiva

En la relajación muscular progresiva, se tensan y relajan diferentes grupos musculares uno tras otro. Esta técnica ayuda a liberar la tensión física que puede surgir por el estrés. Un estado corporal relajado tiene un efecto positivo en el metabolismo y el equilibrio hormonal.

Efectividad de las Técnicas de Reducción de Estrés

Comparación de Métodos de Reducción de Estrés

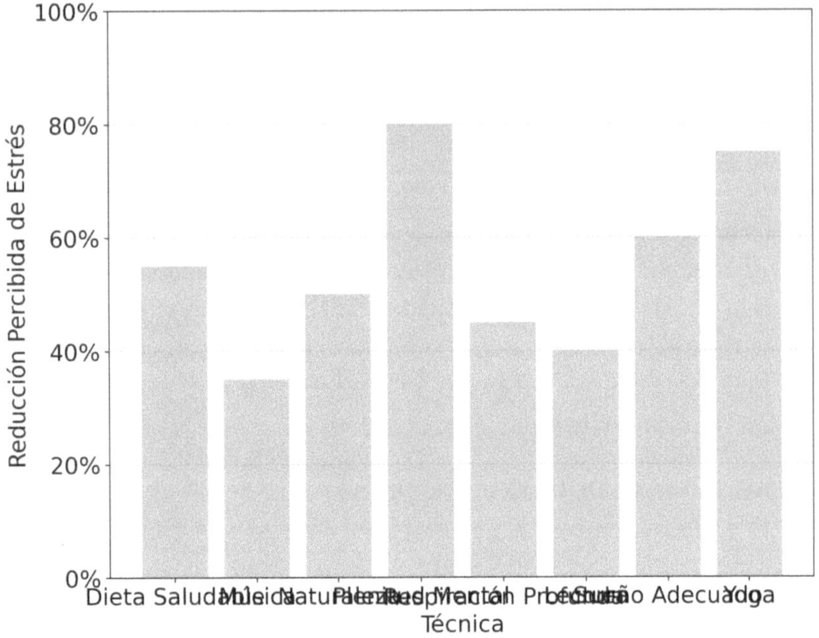

DLS: Dieta Saludable

MUS: Música

PLM: Plenitud Mental

SAD: Sueño Adecuado

LEC: Lectura

NAT: Naturaleza

RPR: Respiración Profunda

YOG: Yoga

Este gráfico destaca la eficacia variable de las diferentes técnicas de reducción del estrés. La atención plena y el yoga muestran el mayor potencial para la reducción del estrés, lo que sugiere que podrían ser particularmente beneficiosos para las personas que buscan un alivio significativo del estrés. Si bien técnicas como la respiración profunda y pasar tiempo en la naturaleza ofrecen una reducción moderada del estrés, aún pueden ser herramientas valiosas. Es importante recordar que las respuestas individuales a las técnicas de reducción del estrés varían, y encontrar la combinación adecuada es clave para un manejo eficaz del estrés.

Cambio de comportamiento

El cambio de comportamiento es la clave para una adaptación sostenible del estilo de vida y, por lo tanto, para el éxito de una dieta de metabolismo sin HCG. No se trata solo de cambiar temporalmente la alimentación y los patrones de movimiento, sino de establecer nuevos hábitos que conduzcan a un estilo de vida más saludable a largo plazo. Un aspecto importante es la motivación. Esta debe ser intrínseca, es decir, provenir de un impulso interno para poder tener un efecto duradero. Encuentre sus razones personales para el cambio: ya sea más energía, mejor salud o un mayor bienestar. Esta motivación intrínseca le ayudará a mantenerse enfocado incluso en fases difíciles. [s79] Otro punto es la autoeficacia, es decir, la convicción de poder implementar los cambios deseados. Establezca metas realistas y divida los proyectos más grandes en pasos más pequeños y alcanzables. Cada paso completado con éxito fortalece su confianza en sí mismo y aumenta la motivación. Documente sus progresos: un ernaehrungstagebuch o una aplicación puede ayudarle a visualizar sus éxitos y seguir su camino. La integración de los nuevos comportamientos en la vida cotidiana es crucial para el éxito a largo plazo. Relacione nuevos hábitos con rutinas ya existentes. Por ejemplo, si cada mañana al levantarse bebe un vaso de agua, puede realizar sus nuevos ejercicios durante cinco minutos inmediatamente después. Así, ancla la nueva actividad firmemente en su rutina diaria. El apoyo social de familiares y amigos también puede fortalecer la motivación y facilitar el proceso de cambio. Busque aliados que le apoyen y con quienes pueda compartir sus experiencias. También el intercambio con otros que persiguen objetivos similares ofrece valiosa motivación y asistencia. No dude en buscar apoyo profesional si siente que no puede avanzar solo. Un nutricionista o coach puede proporcionarle estrategias individuales y acompañarle en su camino. Un cambio dietético a largo plazo conduce a una mejora de la composición corporal, apoya la reducción de peso y

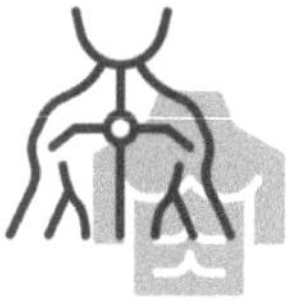

optimiza los procesos metabólicos. [s80] Es útil concentrarse en los aspectos positivos del cambio y recompensarse regularmente por los éxitos alcanzados. Así, la motivación se mantiene a largo plazo.

Bueno saber

Motivación intrínseca

La motivación intrínseca juega un papel crucial en el éxito de la dieta de metabolismo, ya que surge de un impulso interno y, por lo tanto, tiene un efecto más duradero que las presiones externas. Es la clave para cambiar la alimentación a largo plazo y establecer hábitos saludables que influyan positivamente en el metabolismo.

Cambio metabólico y estilo de vida

Éxito, sostenibilidad e inversión de tiempo en cambios de estilo de vida relacionados con la salud metabólica.

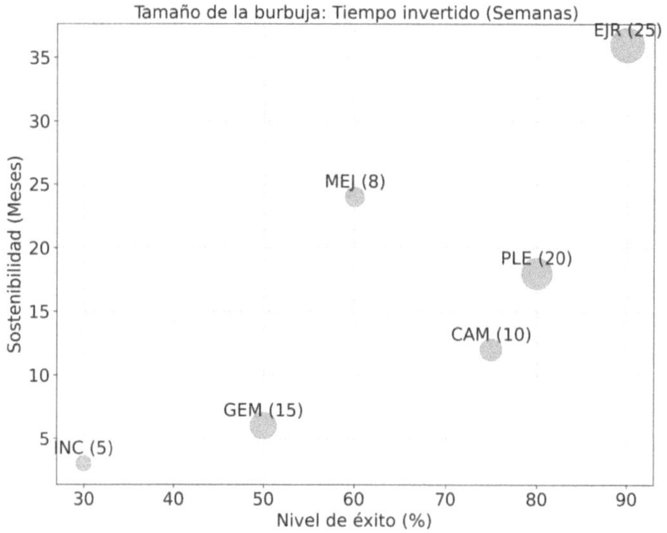

Blasengröße: Tiempo invertido (Semanas)

CAM: Cambios en la dieta	EJR: Rutina de ejercicio
GEM: Gestión del estrés	INC: Incremento de hidratación
MEJ: Mejora del sueño	PLE: Práctica de atención plena

El gráfico indica una correlación entre el tiempo invertido y el éxito. Una mayor inversión de tiempo generalmente conduce a un mayor éxito. Sin embargo, la sostenibilidad no siempre se correlaciona con el éxito o el tiempo, lo que sugiere que incluso los cambios exitosos podrían no mantenerse a largo plazo. Algunos cambios altamente exitosos requieren menos tiempo, lo que indica estrategias eficientes. Aquellos con menor éxito a pesar de una gran inversión de tiempo pueden requerir diferentes enfoques.

Consejos concretos

- Vincula nuevos hábitos con emociones positivas para consolidarlos a largo plazo.
- Crea puntos de anclaje fijos en tu rutina diaria que apoyen tus nuevos hábitos, como dar un paseo después del almuerzo.
- Aprovecha el poder de la música: crea listas de reproducción para diferentes actividades, como una lista motivadora para tu entrenamiento o una lista relajante para tus momentos de descanso.
- Integra tus nuevos hábitos en tu entorno social: organiza encuentros con amigos para cocinar comidas saludables juntos o hacer ejercicio.
- Recompénsate regularmente por los hitos alcanzados, pero elige recompensas que apoyen tu éxito a largo plazo, como un nuevo libro de cocina o un día de spa.
- Reflexiona sobre tus progresos y fracasos y aprende de ambos: ¿qué funcionó bien, qué puedes mejorar?
- Visualiza tu futuro yo con los cambios de estilo de vida integrados con éxito y siente la energía positiva que esta imagen provoca en ti.
- Desarrolla una cultura positiva del error: no veas los contratiempos como fracasos, sino como oportunidades para ajustar tus estrategias y seguir adelante con más fuerza.
- Crea un entorno inspirador: cuelga imágenes o citas motivadoras que te recuerden tus objetivos.
- Convierte tu vida diaria en un juego: establece pequeños desafíos y recompénsate por cumplirlos.
- Encuentra tu ritmo personal y respeta tus necesidades individuales: lo que ayuda a uno no necesariamente beneficia a otro.

Revisión - 5. Éxito a largo plazo

El éxito a largo plazo en la optimización del metabolismo, especialmente en el contexto de un programa de metabolismo sin HCG, se basa en un enfoque holístico que va mucho más allá de los planes de dieta a corto plazo. Se trata de cambiar su estilo de vida de manera sostenible y desarrollar una comprensión profunda de las complejas interrelaciones entre la alimentación, el ejercicio, el sueño, la gestión del estrés y su metabolismo. Aunque el cuerpo reacciona a la restricción calórica con pérdida de peso, al mismo tiempo ajusta su consumo de energía para ahorrar energía. Esta adaptación metabólica puede dificultar el mantenimiento del peso a largo plazo. Para contrarrestar este efecto, no solo debe prestar atención a una reducción calórica equilibrada, sino también priorizar la conservación de su masa muscular. El tejido muscular consume más energía que el tejido graso y, por lo tanto, contribuye a un mayor metabolismo basal. Una ingesta adecuada de proteínas, idealmente distribuida a lo largo del día, es esencial para ello, especialmente para las personas mayores.

Además de la alimentación, la flexibilidad metabólica juega un papel crucial en su éxito a largo plazo. Esta describe la capacidad de su cuerpo para cambiar de manera eficiente entre diferentes fuentes de energía, principalmente glucosa y ácidos grasos. Un metabolismo flexible puede cambiar sin problemas de la quema de carbohidratos a la quema de grasas cuando la glucosa escasea, por ejemplo, durante el ayuno o la actividad física. Para entrenar su flexibilidad metabólica, integre regularmente períodos sin ingesta de alimentos en su rutina diaria, por ejemplo, a través del ayuno intermitente. Experimente con diferentes métodos de ayuno, como la alimentación restringida en el tiempo, y encuentre la variante que mejor se adapte a su estilo de vida. Una dieta reducida en carbohidratos también puede ayudar a acostumbrar a su cuerpo a la quema de grasas. Recuerde que la adaptación requiere tiempo y paciencia.

Otro factor importante para el éxito sostenible es la optimización del sueño. Dormir lo suficiente, especialmente el sueño profundo, es esencial para un metabolismo funcional. La falta de sueño altera el equilibrio hormonal, afecta la regulación del apetito y puede llevar a antojos. Preste atención a un ritmo de sueño regular, cree un ambiente de sueño relajante y evite la cafeína y el alcohol antes de acostarse. La gestión del estrés también juega un papel importante en la optimización del metabolismo. El estrés crónico conduce a un aumento en la liberación de cortisol, lo que a su vez favorece el aumento de peso, especialmente en la zona abdominal. Integre técnicas de relajación como yoga, meditación o relajación muscular progresiva en su vida diaria para reducir el estrés y fortalecer su bienestar emocional.

En última instancia, el cambio de comportamiento sostenible es la clave para el éxito a largo plazo. Establezca metas realistas, divida los proyectos más grandes en pasos más pequeños y recompénsese por los logros alcanzados. Documente su progreso, por ejemplo, en un diario de alimentación, para mantener su motivación. Busque apoyo en familiares, amigos o un entrenador profesional. El camino hacia la optimización del metabolismo es un viaje individual que requiere tiempo y paciencia. Manténgase firme, crea en usted mismo y celebre sus éxitos: verá que sus esfuerzos valen la pena a largo plazo y que puede alcanzar sus objetivos.

Ofertas adicionales gratuitas planificadas

Nos complace poder ofrecerle en el futuro materiales complementarios gratuitos para este libro:

- Un capítulo bonus exclusivo con contenido adicional
- Un resumen compacto de todo el libro en formato PDF
- Una versión de radioteatro (En Planificación)

Se prevé que estos materiales se publiquen en 2025.
Le invitamos a visitar nuestro sitio web hoy mismo. Cuando se lance nuestro servicio de boletín (previsto para 2025), podrá registrarse para recibir actualizaciones y no perderse ninguna novedad sobre las ofertas adicionales gratuitas.

www.SaageBooks.com/es/
cura_metabolica_sin_hcg-bonus-UBNOUB

Estimados lectores,

Nos sentimos profundamente honrados de que hayan dedicado tiempo a leer nuestro libro de principio a fin. Nuestro mayor deseo es proporcionarles ideas valiosas y orientación práctica. Su confianza en nuestro trabajo significa mucho para nosotros. Esperamos que la lectura haya sido enriquecedora para ustedes. Si tienen alguna pregunta o sugerencia, no duden en contactarnos a través de nuestro sitio web.

Si han disfrutado de este libro, agradeceríamos enormemente una reseña honesta. Pueden dejar fácilmente su valoración honesta en la plataforma de venta donde compraron el libro.
¡Gracias por su apoyo!

Bendis Saage

Saage Media GmbH - Equipo

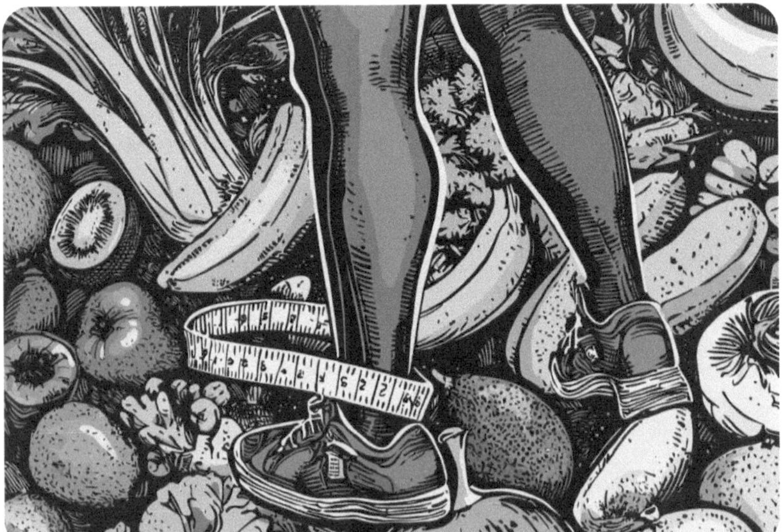

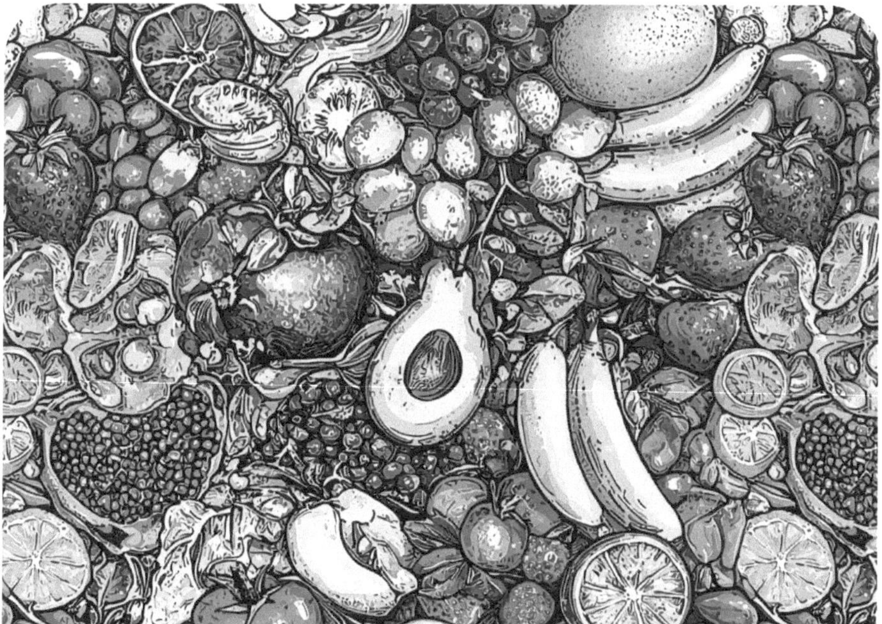

Fuentes

Nuestro sincero agradecimiento a todos los autores de las fuentes científicas y no científicas citadas, a los operadores de los sitios web referenciados y a los creadores de las imágenes, gráficos y estudios utilizados, cuyo valioso trabajo ha contribuido a la creación de este libro.

Para más información, le recomendamos visitar los sitios web de las fuentes.

Si descubre errores de asignación u otras inconsistencias, por favor contáctenos.

Todas las fuentes fueron consultadas por última vez el: 2025-02-11

[s1] - https://pmc.ncbi.nlm.nih.gov/articles/PMC4324360/

Autor:	Takara L Stanley, Steven K Grinspoon	**Título:**	Effects of Growth Hormone Releasing Hormone on Visceral Fat, Metabolic and Cardiovascular Indices in Human Studies
por:	Massachusetts General Hospital and Harvard Medical School	**DOI:**	10.1016/j.ghir.2014.12.005
Fecha:	2014 Dec 20	**Sitio web:**	PubMed Central (PMC)
Editorial:	Growth hormone & IGF research : official journal of the Growth Hormone Research Society and the International IGF Research Society		

[s2] - https://pmc.ncbi.nlm.nih.gov/articles/PMC9387720/

Autor:	Matti L Gild, Mark Stuart, Roderick J Clifton-Bligh, Audrey Kinahan, David J Handelsman	**Título:**	Thyroid Hormone Abuse in Elite Sports: The Regulatory Challenge
DOI:	10.1210/clinem/dgac223	**Fecha:**	2022 Apr 19
Sitio web:	PubMed Central (PMC)	**Editorial:**	The Journal of Clinical Endocrinology and Metabolism

[s3] - https://pmc.ncbi.nlm.nih.gov/articles/PMC5783752/

Autor:	Stephen D Anton, Keelin Moehl, William T Donahoo, Krisztina Marosi, Stephanie Lee, Arch G Mainous, III, Christiaan Leeuwenburgh, Mark P Mattson	**Título:**	Flipping the Metabolic Switch: Understanding and Applying Health Benefits of Fasting
por:	National Center for Biotechnology Information (NCBI)	**DOI:**	10.1002/oby.22065
Fecha:	2017 Oct 31	**Sitio web:**	PubMed Central (PMC)
Editorial:	Obesity (Silver Spring, Md.)		

[s4] - https://pmc.ncbi.nlm.nih.gov/articles/PMC9036397/

Autor:	Jasper Most, Leanne Maree Redman	**Título:**	Impact of calorie restriction on energy metabolism in humans
por:	Pennington Biomedical Research Center, Nutrition and Movement Sciences, Maastricht University Medical Center	**DOI:**	10.1016/j.exger.2020.110875
Fecha:	2020 Feb 11	**Sitio web:**	PubMed Central (PMC)
Editorial:	Experimental gerontology		

[s5] - https://pmc.ncbi.nlm.nih.gov/articles/PMC4516560/

Autor:	Ruth E Patterson, Gail A Laughlin, Dorothy D Sears, Andrea Z LaCroix, Catherine Marinac, Linda C Gallo, Sheri J Hartman, Loki Natarajan, Carolyn M Senger, María Elena Martí nez, Adriana Villaseñor	**Título:**	INTERMITTENT FASTING AND HUMAN METABOLIC HEALTH
por:	Moores UCSD Cancer Center, University of California, San Diego	**DOI:**	10.1016/j.jand.2015.02.018
Fecha:	2015 Apr 6	**Sitio web:**	PubMed Central (PMC)

[s6] - https://pmc.ncbi.nlm.nih.gov/articles/PMC7589116/

Autor:	Thomas M Barber, Stefan Kabisch, Andreas F H Pfeiffer, Martin O Weickert	**Título:**	The Health Benefits of Dietary Fibre
DOI:	10.3390/nu12103209	**Fecha:**	2020 Oct 21
Sitio web:	PubMed Central (PMC)	**Editorial:**	Nutrients

[s7] - https://pmc.ncbi.nlm.nih.gov/articles/PMC5783752/

Autor:	Stephen D Anton, Keelin Moehl, William T Donahoo, Krisztina Marosi, Stephanie Lee, Arch G Mainous, III, Christiaan Leeuwenburgh, Mark P Mattson	**Título:**	Flipping the Metabolic Switch: Understanding and Applying Health Benefits of Fasting
DOI:	10.1002/oby.22065	**Fecha:**	2017 Oct 31
Sitio web:	PubMed Central (PMC)		

[s8] - https://pmc.ncbi.nlm.nih.gov/articles/PMC8871334/

Autor:	Abdullah Alfaifi, Salem Bahashwan, Mohammed Alsaadi, Hafiz Malhan, Aqeel Aqeel, Waiel Al-Kahiry, Hussein Almehdar, Ishtiaq Qadri	**Título:**	Metabolic Biomarkers in B-Cell Lymphomas for Early Diagnosis and Prediction, as Well as Their Influence on Prognosis and Treatment
por:	King AbdulAziz University; Fayfa General Hospital, Ministry of Health; Prince Mohammed Bin Nasser Hospital, Ministry of Health	**DOI:**	10.3390/diagnostics12020394
Fecha:	2022 Feb 3	**Sitio web:**	PubMed Central (PMC)
Editorial:	Diagnostics		

[s9] - https://pmc.ncbi.nlm.nih.gov/articles/PMC10200802/

Autor:	Shanze Chen, Abdullah FUH Saeed, Quan Liu, Qiong Jiang, Haizhao Xu, Gary Guishan Xiao, Lang Rao, Yanhong Duo	**Título:**	Macrophages in immunoregulation and therapeutics
DOI:	10.1038/s41392-023-01452-1	**Fecha:**	2023 May 22
Sitio web:	PubMed Central (PMC)	**Editorial:**	Nature Publishing Group

[s10] - https://www.ncbi.nlm.nih.gov/books/NBK500006/

Autor:	Muhammad A. Shahid, Muhammad A. Ashraf, Sandeep Sharma	**Título:**	Physiology, Thyroid Hormone
por:	StatPearls Publishing	**Fecha:**	2023/06/05
Sitio web:	NCBI Bookshelf	**Editorial:**	StatPearls Publishing

[s11] - https://pmc.ncbi.nlm.nih.gov/articles/PMC5783752/

Autor:	Stephen D Anton, Keelin Moehl, William T Donahoo, Krisztina Marosi, Stephanie Lee, Arch G Mainous, III, Christiaan Leeuwenburgh, Mark P Mattson	**Título:**	Flipping the Metabolic Switch: Understanding and Applying Health Benefits of Fasting
por:	University of Florida; National Institute on Aging Intramural Research Program; Johns Hopkins University School of Medicine	**DOI:**	10.1002/oby.22065
Fecha:	2017 Oct 31	**Sitio web:**	PubMed Central (PMC)

[s12] - https://pmc.ncbi.nlm.nih.gov/articles/PMC8471656/

Autor:	Andreas Pinter, Peter Schwarz, Sascha Gerdes, Jan C Simon, Anja Saalbach, James Rush, Nima Melzer, Thomas Kramps, Benjamin Häberle, Maximilian Reinhardt	**Título:**	Biologic Treatment in Combination with Lifestyle Intervention in Moderate to Severe Plaque Psoriasis and Concomitant Metabolic Syndrome: Rationale and Methodology of the METABOLyx Randomized Controlled Clinical Trial
DOI:	10.3390/nu13093015	**Fecha:**	2021 Aug 29
Sitio web:	PubMed Central (PMC)	**Editorial:**	Nutrients

[s13] - https://www.ncbi.nlm.nih.gov/books/NBK500006/

Autor:	Muhammad A. Shahid, Muhammad A. Ashraf, Sandeep Sharma	**Título:**	Physiology, Thyroid Hormone
por:	StatPearls Publishing	**Fecha:**	2023/06/05
Sitio web:	NCBI Bookshelf	**Editorial:**	StatPearls Publishing

[s14] - https://pmc.ncbi.nlm.nih.gov/articles/PMC5783752/

Autor:	Stephen D Anton, Keelin Moehl, William T Donahoo, Krisztina Marosi, Stephanie Lee, Arch G Mainous, III, Christiaan Leeuwenburgh, Mark P Mattson	**Título:**	Flipping the Metabolic Switch: Understanding and Applying Health Benefits of Fasting
por:	National Center for Biotechnology Information (NCBI)	**DOI:**	10.1002/oby.22065
Fecha:	2017 Oct 31	**Sitio web:**	PubMed Central (PMC)
Editorial:	Obesity (Silver Spring, Md.)		

[s15] - https://pmc.ncbi.nlm.nih.gov/articles/PMC9227827/

Autor:	Magda Correia, Francisco Santos, Rita da Silva Ferreira, Rita Ferreira, Bruno Bernardes de Jesus, Sandrina Nó brega-Pereira	**Título:**	Metabolic Determinants in Cardiomyocyte Function and Heart Regenerative Strategies
por:	University of Aveiro	**DOI:**	10.3390/metabo12060500
Fecha:	2022 May 31	**Sitio web:**	PubMed Central (PMC)

[s16] - https://pmc.ncbi.nlm.nih.gov/articles/PMC10434832/

Autor:	R Noah Perry, Diana Albarracin, Redouane Aherrahrou, Mete Civelek	**Título:**	Network Preservation Analysis Reveals Dysregulated Metabolic Pathways in Human Vascular Smooth Muscle Cell Phenotypic Switching
por:	University of Virginia	**DOI:**	10.1161/CIRCGEN.122.003781
Fecha:	2023 Jun 30	**Sitio web:**	PMC
Editorial:	Circulation. Genomic and Precision Medicine		

[s17] - https://pmc.ncbi.nlm.nih.gov/articles/PMC5783752/

Autor:	Stephen D Anton, Keelin Moehl, William T Donahoo, Krisztina Marosi, Stephanie Lee, Arch G Mainous, III, Christiaan Leeuwenburgh, Mark P Mattson	**Título:**	Flipping the Metabolic Switch: Understanding and Applying Health Benefits of Fasting
por:	University of Florida; National Institute on Aging Intramural Research Program; Johns Hopkins University School of Medicine	**DOI:**	10.1002/oby.22065
Fecha:	2017 Oct 31	**Sitio web:**	PubMed Central (PMC)

[s18] - https://pmc.ncbi.nlm.nih.gov/articles/PMC5751801/

Título:	Abstracts from the 9th Biennial Scientific Meeting of the Asia Pacific Paediatric Endocrine Society (APPES) and the 50th Annual Meeting of the Japanese Society for Pediatric Endocrinology (JSPE): Tokyo, Japan. 17-20 November 2016	**por:**	National Center for Biotechnology Information (NCBI)
DOI:	10.1186/s13633-017-0054-x	**Fecha:**	2017 Dec 28
Sitio web:	PMC (PubMed Central)		

[s19] - https://pmc.ncbi.nlm.nih.gov/articles/PMC7682452/

Autor:	Ilse Reinders, Hanneke A H Wijnhoven, Satu K Jyväkorpi, Merja H Suominen, Riikka Niskanen, Judith E Bosmans, Ingeborg A Brouwer, Kristien S Fluitman, Michel C A Klein, Lothar D Kuijper, Laura M van der Lubbe, Margreet R Olthof, Kaisu H Pitkälä, Rachel Vijlbrief, Marjolein Visser	**Título:**	Effectiveness and cost-effectiveness of personalised dietary advice aiming at increasing protein intake on physical functioning in community-dwelling older adults with lower habitual protein intake: rationale and design of the PROMISS randomised controlled trial
por:	Vrije Universiteit Amsterdam, University of Helsinki, Amsterdam UMC, Sahlgrenska Academy, University of Gothenburg, Department of Computer Science, University of Gothenburg	**DOI:**	10.1136/bmjopen-2020-040637
Fecha:	2020 Nov 20	**Sitio web:**	PubMed Central (PMC)
Editorial:	BMJ Open		

[s20] - https://pmc.ncbi.nlm.nih.gov/articles/PMC7455583/

Autor:	Mathilde Simonson, Yves Boirie, Christelle Guillet	**Título:**	Protein, amino acids and obesity treatment
por:	UNH, Unité de Nutrition Humaine, CHU Clermont-Ferrand, Service de Nutrition Clinique, CRNH Auvergne, INRA, Université Clermont Auvergne, 63000 Clermont-Ferrand, France	**DOI:**	10.1007/s11154-020-09574-5
Fecha:	2020 Aug 21	**Sitio web:**	PubMed Central (PMC)
Editorial:	Reviews in Endocrine & Metabolic Disorders		

[s21] - https://pmc.ncbi.nlm.nih.gov/articles/PMC4377487/

Autor:	Tae Won Kim, Jong-Hyun Jeong, Seung-Chul Hong	**Título:**	The Impact of Sleep and Circadian Disturbance on Hormones and Metabolism
por:	Department of Psychiatry, College of Medicine, The Catholic University of Korea	**DOI:**	10.1155/2015/591729
Fecha:	2015 Mar 11	**Sitio web:**	PubMed Central (PMC)
Editorial:	International Journal of Endocrinology		

[s22] - https://pmc.ncbi.nlm.nih.gov/articles/PMC5783752/

Autor:	Stephen D Anton, Keelin Moehl, William T Donahoo, Krisztina Marosi, Stephanie Lee, Arch G Mainous, III, Christiaan Leeuwenburgh, Mark P Mattson	**Título:**	Flipping the Metabolic Switch: Understanding and Applying Health Benefits of Fasting
DOI:	10.1002/oby.22065	**Fecha:**	2017 Oct 31
Sitio web:	PubMed Central (PMC)	**Editorial:**	Obesity (Silver Spring, Md.)

[s23] - https://pmc.ncbi.nlm.nih.gov/articles/PMC9182756/

Autor:	Sofia Cienfuegos, Sarah Corapi, Kelsey Gabel, Mark Ezpeleta, Faiza Kalam, Shuhao Lin, Vasiliki Pavlou, Krista A Varady	**Título:**	Effect of Intermittent Fasting on Reproductive Hormone Levels in Females and Males: A Review of Human Trials
por:	University of Illinois at Chicago	**DOI:**	10.3390/nu14112343
Fecha:	2022 Jun 3	**Sitio web:**	PMC
Editorial:	Nutrients		

[s24] - https://pmc.ncbi.nlm.nih.gov/articles/PMC5783752/

Autor:	Stephen D Anton, Keelin Moehl, William T Donahoo, Krisztina Marosi, Stephanie Lee, Arch G Mainous, III, Christiaan Leeuwenburgh, Mark P Mattson	**Título:**	Flipping the Metabolic Switch: Understanding and Applying Health Benefits of Fasting
por:	University of Florida; National Institute on Aging Intramural Research Program; Johns Hopkins University School of Medicine	**DOI:**	10.1002/oby.22065
Fecha:	2017 Oct 31	**Sitio web:**	PubMed Central (PMC)

[s25] - https://pmc.ncbi.nlm.nih.gov/articles/PMC8128723/

Autor:	Sandro La Vignera, Rossella Cannarella, Fabio Galvano, Agata Grillo, Antonio Aversa, Laura Cimino, Cristina M Magagnini, Laura M Mongioì, Rosita A Condorelli, Aldo E Calogero	**Título:**	The ketogenic diet corrects metabolic hypogonadism and preserves pancreatic ß-cell function in overweight/obese men: a single-arm uncontrolled study
por:	PubMed Central (PMC)	**DOI:**	10.1007/s12020-020-02518-8
Fecha:	2020 Oct 15	**Sitio web:**	pmc.ncbi.nlm.nih.gov
Editorial:	Endocrine		

[s26] - https://pmc.ncbi.nlm.nih.gov/articles/PMC10482777/

Autor:	Elisabetta Camajani, Alessandra Feraco, Ludovica Verde, Eleonora Moriconi, Marco Marchetti, Annamaria Colao, Massimiliano Caprio, Giovanna Muscogiuri, Luigi Barrea	**Título:**	Ketogenic Diet as a Possible Non-pharmacological Therapy in Main Endocrine Diseases of the Female Reproductive System: A Practical Guide for Nutritionists
por:	PubMed Central (PMC)	**DOI:**	10.1007/s13679-023-00516-1
Fecha:	2023 Jul 5	**Sitio web:**	pmc.ncbi.nlm.nih.gov
Editorial:	Current Obesity Reports		

[s27] - https://www.ncbi.nlm.nih.gov/pmc/articles/PMC8915943/

Autor:	Jenny A Pape, Julianne H Grose	**Título:**	The Effects of Diet and Sex in Amyotrophic Lateral Sclerosis
DOI:	10.1016/j.neurol.2019.09.008	**Fecha:**	2020 Mar 5
Sitio web:	PubMed Central (PMC)	**Editorial:**	Revue neurologique

[s28] - https://pmc.ncbi.nlm.nih.gov/articles/PMC5783752/

Autor:	Stephen D Anton, Keelin Moehl, William T Donahoo, Krisztina Marosi, Stephanie Lee, Arch G Mainous, III, Christiaan Leeuwenburgh, Mark P Mattson	**Título:**	Flipping the Metabolic Switch: Understanding and Applying Health Benefits of Fasting
DOI:	10.1002/oby.22065	**Fecha:**	2017 Oct 31
Sitio web:	PubMed Central (PMC)		

[s29] - https://pmc.ncbi.nlm.nih.gov/articles/PMC11424527/

Autor:	Yumiko Tsushima, Noura Nachawi, Kevin M Pantalone, Marcio L Griebeler, Ula Abed Alwahab	**Título:**	Ketogenic diet improves fertility in patients with polycystic ovary syndrome: a brief report
por:	Department of Medicine, Diabetes and Metabolic Care Center, University Hospitals Cleveland Medical Center, Case Western Reserve University School of Medicine, Cleveland, OH, United States; Department of Metabolism, Endocrinology and Diabetes, University of Michigan, Ann Arbor, MI, United States; Endocrinology and Metabolism Institute, Cleveland Clinic Foundation, Cleveland, OH, United States	**DOI:**	10.3389/fnut.2024.1395977
Fecha:	2024 Sep 12	**Sitio web:**	PubMed Central (PMC)
Editorial:	Frontiers in Nutrition		

[s30] - https://pmc.ncbi.nlm.nih.gov/articles/PMC11424527/

Autor:	Yumiko Tsushima, Noura Nachawi, Kevin M Pantalone, Marcio L Griebeler, Ula Abed Alwahab	**Título:**	Ketogenic diet improves fertility in patients with polycystic ovary syndrome: a brief report
por:	University Hospitals Cleveland Medical Center, Case Western Reserve University School of Medicine; University of Michigan; Cleveland Clinic Foundation	**DOI:**	10.3389/fnut.2024.1395977
Fecha:	2024 Sep 12	**Sitio web:**	PubMed Central (PMC)
Editorial:	Frontiers in Nutrition		

[s31] - https://pmc.ncbi.nlm.nih.gov/articles/PMC8128723/

Autor:	Sandro La Vignera, Rossella Cannarella, Fabio Galvano, Agata Grillo, Antonio Aversa, Laura Cimino, Cristina M Magagnini, Laura M Mongioì, Rosita A Condorelli, Aldo E Calogero	**Título:**	The ketogenic diet corrects metabolic hypogonadism and preserves pancreatic ß-cell function in overweight/obese men: a single-arm uncontrolled study
por:	University of Catania; University Magna Graecia of Catanzaro; Labogen (Specialized Human Genetics Laboratory)	**DOI:**	10.1007/s12020-020-02518-8
Fecha:	2020 Oct 15	**Sitio web:**	PubMed Central (PMC)
Editorial:	Endocrine		

[s32] - https://pmc.ncbi.nlm.nih.gov/articles/PMC10482777/

Autor:	Elisabetta Camajani, Alessandra Feraco, Ludovica Verde, Eleonora Moriconi, Marco Marchetti, Annamaria Colao, Massimiliano Caprio, Giovanna Muscogiuri, Luigi Barrea	**Título:**	Ketogenic Diet as a Possible Non-pharmacological Therapy in Main Endocrine Diseases of the Female Reproductive System: A Practical Guide for Nutritionists
por:	PubMed Central (PMC)	**DOI:**	10.1007/s13679-023-00516-1
Fecha:	2023 Jul 5	**Sitio web:**	pmc.ncbi.nlm.nih.gov
Editorial:	Current Obesity Reports		

[s33] - https://pmc.ncbi.nlm.nih.gov/articles/PMC5573908/

Autor:	John Blundell, Graham Finlayson, Mads Axelsen, Anne Flint, Catherine Gibbons, Trine Kvist, Julie B Hjerpsted	**Título:**	Effects of once-weekly semaglutide on appetite, energy intake, control of eating, food preference and body weight in subjects with obesity
por:	University of Leeds; Novo Nordisk	**DOI:**	10.1111/dom.12932
Fecha:	2017 May 5	**Sitio web:**	PMC (PubMed Central)
Editorial:	Diabetes, Obesity & Metabolism		

[s34] - https://pmc.ncbi.nlm.nih.gov/articles/PMC9003261/

Autor:	Natasha K Leeuwendaal, Catherine Stanton, Paul W O'Toole, Tom P Beresford	**Título:**	Fermented Foods, Health and the Gut Microbiome
por:	Teagasc Food Research Centre, APC Microbiome Ireland, University College Cork, School of Microbiology, University College Cork	**DOI:**	10.3390/nu14071527
Fecha:	2022 Apr 6	**Sitio web:**	PubMed Central (PMC)

[s35] - https://pmc.ncbi.nlm.nih.gov/articles/PMC5426415/

Autor:	Waqas Sami, Tahir Ansari, Nadeem Shafique Butt, Mohd Rashid Ab Hamid	**Título:**	Effect of diet on type 2 diabetes mellitus: A review
por:	Faculty of Industrial Management, Universiti Malaysia Pahang; Department of Public Health & Community Medicine, College of Medicine, Majmaah University; Department of Family Medicine, College of Medicine, Majmaah University; Department of Family and Community Medicine, Faculty of Medicine in Rabigh, King Abdulaziz University	**Fecha:**	2017 Apr-Jun
Sitio web:	PubMed Central (PMC)	**Editorial:**	International Journal of Health Sciences

[s36] - https://pmc.ncbi.nlm.nih.gov/articles/PMC6362887/

Autor:	Elias E MAZOKOPAKIS, George SAMONIS	**Título:**	Why is Meat Excluded from the Orthodox Christian Diet during Fasting? A Religious and Medical Approach
por:	National Center for Biotechnology Information (NCBI)	**DOI:**	10.26574/maedica.2018.13.4.282
Fecha:	2018 Dec	**Sitio web:**	PubMed Central (PMC)

[s37] - https://pmc.ncbi.nlm.nih.gov/articles/PMC6438434/

Autor:	Adrian L Lopresti, Peter D Drummond, Stephen J Smith	**Título:**	A Randomized, Double-Blind, Placebo-Controlled, Crossover Study Examining the Hormonal and Vitality Effects of Ashwagandha (Withania somnifera) in Aging, Overweight Males
por:	National Library of Medicine (NLM), National Institutes of Health (NIH)	**DOI:**	10.1177/1557988319835985
Fecha:	2019 Mar 10	**Sitio web:**	PubMed Central (PMC)
Editorial:	American Journal of Men's Health		

[s38] - https://pmc.ncbi.nlm.nih.gov/articles/PMC7043068/

Autor:	Natalia Cano Sokoloff, Madhusmita Misra, Kathryn E Ackerman	**Título:**	Exercise, Training, and the Hypothalamic-Pituitary-Gonadal Axis in Men and Women
por:	Neuroendocrine Unit, Massachusetts General Hospital and Harvard Medical School, Boston, Mass., USA; Pediatric Endocrine Unit, Massachusetts General Hospital for Children and Harvard Medical School, Boston, Mass., USA; Division of Sports Medicine, Boston Children's Hospital, Boston, Mass., USA	**DOI:**	10.1159/000445154
Fecha:	2016 Jun 27	**Sitio web:**	PubMed Central (PMC)
Editorial:	Frontiers of hormone research		

[s39] - https://pmc.ncbi.nlm.nih.gov/articles/PMC10817090/

Autor:	Wesam A Debes, Munseef Sadaqa, Zsanett Németh, Ahmad Aldardour, Viktória Prémusz, Márta Hock	**Título:**	Effect of Resistance Exercise on Body Composition and Functional Capacity in Older Women with Sarcopenic Obesity—A Systematic Review with Narrative Synthesis
DOI:	10.3390/jcm13020441	**Fecha:**	2024 Jan 13
Sitio web:	PubMed Central (PMC)	**Editorial:**	Journal of Clinical Medicine

[s40] - https://pmc.ncbi.nlm.nih.gov/articles/PMC8304791/

Autor:	Ellen Niederberger, Michael J Parnham	**Título:**	The Impact of Diet and Exercise on Drug Responses
DOI:	10.3390/ijms22147692	**Fecha:**	2021 Jul 19
Sitio web:	PubMed Central (PMC)	**Editorial:**	International Journal of Molecular Sciences

[s41] - https://pmc.ncbi.nlm.nih.gov/articles/PMC8882200/

Autor:	Song Ah Chae, Jun Seok Son, Min Du	**Título:**	Prenatal exercise in fetal development: a placental perspective
por:	Nutrigenomics and Growth Biology Laboratory, Department of Animal Sciences, Washington State University; Laboratory of Perinatal Kinesioepigenetics, Department of Obstetrics, Gynecology & Reproductive Sciences, University of Maryland School of Medicine	**DOI:**	10.1111/febs.16173
Fecha:	2021 Sep 12	**Sitio web:**	PubMed Central (PMC)
Editorial:	The FEBS journal		

[s42] - https://pmc.ncbi.nlm.nih.gov/articles/PMC7768961/

Autor:	Wolfgang Kemmler, Matthias Kohl, Simon von Stengel, Daniel Schoene	**Título:**	Effect of high-intensity resistance exercise on cardiometabolic health in older men with osteosarcopenia: the randomised controlled Franconian Osteopenia and Sarcopenia Trial (FrOST)
por:	Institute of Medical Physics, Friedrich-Alexander-University Erlangen-Nürnberg, Erlangen, Germany; Faculty Medical and Life Sciences, Furtwangen University of Applied Sciences, Furtwangen, Germany	**DOI:**	10.1136/bmjsem-2020-000846
Fecha:	2020 Dec 24	**Sitio web:**	PubMed Central (PMC)
Editorial:	BMJ Open Sport — Exercise Medicine		

[s43] - https://pmc.ncbi.nlm.nih.gov/articles/PMC8360032/

Autor:	Jamie L Benham, Jane E Booth, Bernard Corenblum, Steve Doucette, Christine M Friedenreich, Doreen M Rabi, Ronald J Sigal	**Título:**	Exercise training and reproductive outcomes in women with polycystic ovary syndrome: A pilot randomized controlled trial
DOI:	10.1111/cen.14452	**Fecha:**	2021 May 3
Sitio web:	PubMed Central (PMC)	**Editorial:**	Clinical Endocrinology

[s44] - https://pmc.ncbi.nlm.nih.gov/articles/PMC7768961/

Autor:	Wolfgang Kemmler, Matthias Kohl, Simon von Stengel, Daniel Schoene	**Título:**	Effect of high-intensity resistance exercise on cardiometabolic health in older men with osteosarcopenia: the randomised controlled Franconian Osteopenia and Sarcopenia Trial (FrOST)
por:	Institute of Medical Physics, Friedrich-Alexander-University Erlangen-Nürnberg, Erlangen, Germany; Faculty Medical and Life Sciences, Furtwangen University of Applied Sciences, Furtwangen, Germany	**DOI:**	10.1136/bmjsem-2020-000846
Fecha:	2020 Dec 24	**Sitio web:**	PubMed Central (PMC)
Editorial:	BMJ Open Sport — Exercise Medicine		

[s45] - https://pmc.ncbi.nlm.nih.gov/articles/PMC9932703/

Autor:	Petra Jurić, Dean A Dudley, Peter Petocz	**Título:**	Does incorporating high intensity interval training in physical education classes improve fitness outcomes of students? A cluster randomized controlled trial
DOI:	10.1016/j.pmedr.2023.102127	**Fecha:**	2023 Feb 4
Sitio web:	PubMed Central (PMC)	**Editorial:**	Preventive Medicine Reports

[s46] - https://pmc.ncbi.nlm.nih.gov/articles/PMC9679409/

Autor:	Dominik Gaser, Christiane Peters, Renate Oberhoffer-Fritz, Miriam Gö tte, Tobias Feuchtinger, Irene Schmid, Bernhard Haller, Irene von Luettichau, Sabine Kesting	**Título:**	Effects of strength exercise interventions on activities of daily living, motor performance, and physical activity in children and adolescents with leukemia or non-Hodgkin lymphoma: Results from the randomized controlled ActiveADL Study
DOI:	10.3389/fped.2022.982996	**Fecha:**	2022 Nov 8
Sitio web:	PubMed Central (PMC)	**Editorial:**	Frontiers in Pediatrics

[s47] - https://pmc.ncbi.nlm.nih.gov/articles/PMC8939846/

Autor:	Rahizan Zainuldin, Martin G Mackey, Jennifer A Alison	**Título:**	Optimal intensity and type of leg exercise training for people with chronic obstructive pulmonary disease
por:	The University of Sydney	**DOI:**	10.1002/14651858.CD008008.pub2
Fecha:	2011 Nov 9	**Sitio web:**	PubMed Central (PMC)
Editorial:	The Cochrane Database of Systematic Reviews		

[s48] - https://pmc.ncbi.nlm.nih.gov/articles/PMC6378489/

Autor:	Katherine R Arlinghaus, Craig A Johnston	**Título:**	The Importance of Creating Habits and Routine
por:	University of Houston	**DOI:**	10.1177/1559827618818044
Fecha:	2018 Dec 29	**Sitio web:**	PubMed Central (PMC)
Editorial:	American Journal of Lifestyle Medicine		

[s49] - https://www.niddk.nih.gov/health-information/diet-nutrition/changing-habits-better-health
Título: Changing Your Habits for Better Health - NIDDK
por: National Institute of Diabetes and Digestive and Kidney Diseases (NIDDK)
Fecha: 2024-12-30
Sitio web: NIDDK
Editorial: NIDDK - National Institute of Diabetes and Digestive and Kidney Diseases

---

[s50] - https://www.nia.nih.gov/health/exercise-and-physical-activity/four-types-exercise-can-improve-your-health-and-physical
Título: Four Types of Exercise Can Improve Your Health and Physical Ability
por: National Institute on Aging (NIA)
Sitio web: National Institute on Aging

[s51] - https://pmc.ncbi.nlm.nih.gov/articles/PMC3894304/
Autor: Matthew A Stults-Kolehmainen, Rajita Sinha
Título: The Effects of Stress on Physical Activity and Exercise
DOI: 10.1007/s40279-013-0090-5
Fecha: 2014 Jan
Sitio web: PubMed Central (PMC)
Editorial: Sports medicine (Auckland, N.Z.)

[s52] - https://www.ncbi.nlm.nih.gov/books/NBK279393/
Título: In brief: How does the liver work?
por: Institute for Quality and Efficiency in Health Care (IQWiG)
Fecha: 2023/02/28
Sitio web: NCBI Bookshelf
Editorial: Institute for Quality and Efficiency in Health Care (IQWiG)

[s53] - https://pubmed.ncbi.nlm.nih.gov/10895516/
Autor: MacIntosh A, Ball K
Título: The effects of a short program of detoxification in disease-free individuals
Fecha: 2000 Jul
Sitio web: PubMed
Editorial: Altern Ther Health Med

[s54] - https://pmc.ncbi.nlm.nih.gov/articles/PMC9830300/
Autor: Bilal Niazi, Kareem Ahmed, Mohamed Ahmed, Saad Ali, Kunchang Song, Sameh Elias
Título: Drug-Induced Liver Injury from Herbal Liver Detoxification Tea
por: HMH-Palisades Medical Center; University of Washington
DOI: 10.1159/000526311
Fecha: 2022 Nov 8
Sitio web: PubMed Central (PMC)
Editorial: Case Reports in Gastroenterology

[s55] - https://pmc.ncbi.nlm.nih.gov/articles/PMC8424975/
Autor: Rose Anne M Abe, Anum Masroor, Arseni Khorochkov, Jose Prieto, Karan B Singh, Maduka C Nnadozie, Muhammad Abdal, Niki Shrestha, Lubna Mohammed
Título: The Role of Vitamins in Non-Alcoholic Fatty Liver Disease: A Systematic Review
por: California Institute of Behavioral Neurosciences & Psychology; Khyber Medical College
DOI: 10.7759/cureus.16855
Fecha: 2021 Aug 3
Sitio web: PMC (PubMed Central)
Editorial: Cureus

[s56] - https://pmc.ncbi.nlm.nih.gov/articles/PMC8788984/

Autor:	Roshanak Khazaei, Alireza Seidavi, Mehrdad Bouyeh	**Título:**	A review on the mechanisms of the effect of silymarin in milk thistle (Silybum marianum) on some laboratory animals
DOI:	10.1002/vms3.641	**Fecha:**	2021 Oct 2
Sitio web:	PMC (PubMed Central)		

[s57] - https://pmc.ncbi.nlm.nih.gov/articles/PMC5783752/

Autor:	Stephen D Anton, Keelin Moehl, William T Donahoo, Krisztina Marosi, Stephanie Lee, Arch G Mainous, III, Christiaan Leeuwenburgh, Mark P Mattson	**Título:**	Flipping the Metabolic Switch: Understanding and Applying Health Benefits of Fasting
DOI:	10.1002/oby.22065	**Fecha:**	2017 Oct 31
Sitio web:	PubMed Central (PMC)		

[s58] - https://pmc.ncbi.nlm.nih.gov/articles/PMC8788984/

Autor:	Roshanak Khazaei, Alireza Seidavi, Mehrdad Bouyeh	**Título:**	A review on the mechanisms of the effect of silymarin in milk thistle (Silybum marianum) on some laboratory animals
por:	Islamic Azad University, Rasht, Iran	**DOI:**	10.1002/vms3.641
Fecha:	2021 Oct 2	**Sitio web:**	PubMed Central (PMC)
Editorial:	Veterinary Medicine and Science		

[s59] - https://pmc.ncbi.nlm.nih.gov/articles/PMC4377487/

Autor:	Tae Won Kim, Jong-Hyun Jeong, Seung-Chul Hong	**Título:**	The Impact of Sleep and Circadian Disturbance on Hormones and Metabolism
DOI:	10.1155/2015/591729	**Fecha:**	2015 Mar 11
Sitio web:	PubMed Central (PMC)	**Editorial:**	International Journal of Endocrinology

[s60] - https://pmc.ncbi.nlm.nih.gov/articles/PMC5998335/

Autor:	Melanie Schorr, Karen K Miller	**Título:**	The endocrine manifestations of anorexia nervosa: mechanisms and management
por:	PubMed Central (PMC)	**DOI:**	10.1038/nrendo.2016.175
Fecha:	2016 Nov 4	**Sitio web:**	PMC
Editorial:	Nature reviews. Endocrinology		

[s61] - https://pmc.ncbi.nlm.nih.gov/articles/PMC8987680/

Autor:	Young Sil Eom, Jessica R Wilson, Victor J Bernet	**Título:**	Links between Thyroid Disorders and Glucose Homeostasis
DOI:	10.4093/dmj.2022.0013	**Fecha:**	2022 Mar 24
Sitio web:	PubMed Central (PMC)	**Editorial:**	Diabetes & Metabolism Journal

[s62] - https://pmc.ncbi.nlm.nih.gov/articles/PMC10907906/

Autor:	Jalormy S Joshi, Amardeep Shanoo, Nainita Patel, Aishwarya Gupta	**Título:**	From Conception to Delivery: A Comprehensive Review of Thyroid Disorders and Their Far-Reaching Impact on Feto-Maternal Health
por:	Jawaharlal Nehru Medical College, Datta Meghe Institute of Higher Education and Research, Wardha, IND	**DOI:**	10.7759/cureus.53362
Fecha:	2024 Feb 1	**Sitio web:**	PubMed Central (PMC)
Editorial:	Cureus		

[s63] - https://www.ncbi.nlm.nih.gov/books/NBK459248/

Autor:	Supreeya Swarup, Intisar Ahmed, Yulia Grigorova, Roman Zeltser	**Título:**	Metabolic Syndrome
por:	StatPearls Publishing	**Fecha:**	2024/03/07
Sitio web:	NCBI Bookshelf	**Editorial:**	StatPearls Publishing

[s64] - https://pmc.ncbi.nlm.nih.gov/articles/PMC10603303/

Autor:	Kexin Zhang, Yujie Ma, Youhong Luo, Yixin Song, Guoji Xiong, Yanhui Ma, Xiaodong Sun, Chengxia Kan	**Título:**	Metabolic diseases and healthy aging: identifying environmental and behavioral risk factors and promoting public health
por:	Affiliated Hospital of Weifang Medical University; School of Clinical Medicine, Weifang Medical University; Department of Pathophysiology, School of Basic Medical Sciences, Weifang Medical University; Department of Pathology, Affiliated Hospital of Weifang Medical University	**DOI:**	10.3389/fpubh.2023.1253506
Fecha:	2023 Oct 13	**Sitio web:**	PubMed Central (PMC)
Editorial:	Frontiers in Public Health		

[s65] - https://www.ncbi.nlm.nih.gov/books/NBK572145/

Autor:	Aisha Farhana, Anis Rehman	**Título:**	Metabolic Consequences of Weight Reduction
por:	StatPearls Publishing	**Fecha:**	2023/07/10
Sitio web:	NCBI Bookshelf	**Editorial:**	StatPearls Publishing

[s66] - https://pmc.ncbi.nlm.nih.gov/articles/PMC9036397/

Autor:	Jasper Most, Leanne Maree Redman	**Título:**	Impact of calorie restriction on energy metabolism in humans
por:	PubMed Central (PMC)	**DOI:**	10.1016/j.exger.2020.110875
Fecha:	2020 Feb 11	**Sitio web:**	pmc.ncbi.nlm.nih.gov
Editorial:	Experimental gerontology		

[s67] - https://pmc.ncbi.nlm.nih.gov/articles/PMC8839325/

Autor:	Izzah Vasim, Chaudry N Majeed, Mark D DeBoer	**Título:**	Intermittent Fasting and Metabolic Health
por:	Wake Forest University School of Medicine; University of Virginia School of Medicine	**DOI:**	10.3390/nu14030631
Fecha:	2022 Jan 31	**Sitio web:**	PubMed Central (PMC)
Editorial:	Nutrients		

[s68] - https://pmc.ncbi.nlm.nih.gov/articles/PMC11519798/

Autor:	Xudong Wang, Liping Wang, Qingyi Hao, Meng Cai, Xueting Wang, Wenlin An	**Título:**	Harnessing glucose metabolism with nanomedicine for cancer treatment
por:	National Center for Biotechnology Information (NCBI)	**DOI:**	10.7150/thno.100036
Fecha:	2024 Oct 17	**Sitio web:**	PubMed Central (PMC)
Editorial:	Theranostics		

[s69] - https://pubmed.ncbi.nlm.nih.gov/15331386/

Autor:	MacLean PS, Higgins JA, Johnson GC, Fleming-Elder BK, Donahoo WT, Melanson EL, Hill JO	**Título:**	Enhanced metabolic efficiency contributes to weight regain after weight loss in obesity-prone rats
DOI:	10.1152/ajpregu.00463.2004	**Fecha:**	2004 Dec
Sitio web:	PubMed	**Editorial:**	Am J Physiol Regul Integr Comp Physiol

[s70] - https://pubmed.ncbi.nlm.nih.gov/29870678/

Autor:	Fernández-Verdejo R, Bajpeyi S, Ravussin E, Galgani JE.	**Título:**	Metabolic flexibility to lipid availability during exercise is enhanced in individuals with high insulin sensitivity
por:	PubMed	**DOI:**	10.1152/ajpendo.00126.2018
Fecha:	10/01/2018	**Sitio web:**	PubMed
Editorial:	Am J Physiol Endocrinol Metab		

[s71] - https://pubmed.ncbi.nlm.nih.gov/3902769/

Autor:	LeBlanc J;Jobin M;Côté J;Samson P; Labrie A	**Título:**	Enhanced metabolic response to caffeine in exercise-trained human subjects
por:	National Center for Biotechnology Information (NCBI)	**DOI:**	10.1152/jappl.1985.59.3.832
Fecha:	1985 Sep	**Sitio web:**	PubMed
Editorial:	J Appl Physiol (1985)		

[s72] - https://pubmed.ncbi.nlm.nih.gov/34911556/

Autor:	O'Brien KA;McNally BD;Sowton AP; Murgia A;Armitage J;Thomas LW; Krause FN;Maddalena LA;Francis I; Kavanagh S;Williams DP;Ashcroft M; Griffin JL;Lyon JJ;Murray AJ	**Título:**	Enhanced hepatic respiratory capacity and altered lipid metabolism support metabolic homeostasis during short-term hypoxic stress
DOI:	10.1186/s12915-021-01192-0	**Fecha:**	12/15/2021
Sitio web:	PubMed	**Editorial:**	BMC Biol

[s73] - https://pmc.ncbi.nlm.nih.gov/articles/PMC9805983/

Autor:	Shinjini Bhattacharya, Rohini Bhadra, Annemie MWJ Schols, Ardy van Helvoort, Sucharita Sambashivaiah	**Título:**	Nutrition in the prevention and management of sarcopenia - A special focus on Asian Indians
por:	PubMed Central (PMC)	**DOI:**	10.1016/j.afos.2022.12.002
Fecha:	2022 Dec 13	**Sitio web:**	PubMed Central (PMC)
Editorial:	Osteoporosis and Sarcopenia		

[s74] - https://pmc.ncbi.nlm.nih.gov/articles/PMC5783752/

Autor:	Stephen D Anton, Keelin Moehl, William T Donahoo, Krisztina Marosi, Stephanie Lee, Arch G Mainous, III, Christiaan Leeuwenburgh, Mark P Mattson	**Título:**	Flipping the Metabolic Switch: Understanding and Applying Health Benefits of Fasting
por:	University of Florida; National Institute on Aging Intramural Research Program; Johns Hopkins University School of Medicine	**DOI:**	10.1002/oby.22065
Fecha:	2017 Oct 31	**Sitio web:**	PubMed Central (PMC)

[s75] - https://pmc.ncbi.nlm.nih.gov/articles/PMC4377487/

Autor:	Tae Won Kim, Jong-Hyun Jeong, Seung-Chul Hong	**Título:**	The Impact of Sleep and Circadian Disturbance on Hormones and Metabolism
por:	The Catholic University of Korea	**DOI:**	10.1155/2015/591729
Fecha:	2015 Mar 11	**Sitio web:**	PubMed Central (PMC)
Editorial:	International Journal of Endocrinology		

[s76] - https://pmc.ncbi.nlm.nih.gov/articles/PMC8408071/

Autor:	Marianna Pellegrini, Sara Carletto, Elena Scumaci, Valentina Ponzo, Luca Ostacoli, Simona Bo	**Título:**	The Use of Self-Help Strategies in Obesity Treatment. A Narrative Review Focused on Hypnosis and Mindfulness
por:	University of Torino	**DOI:**	10.1007/s13679-021-00443-z
Fecha:	2021 May 29	**Sitio web:**	PubMed Central (PMC)
Editorial:	Current Obesity Reports		

[s77] - https://dx.doi.org/10.1186/s13048-022-01091-0

Autor:	Zhao, Han, Zhang, Jiaqi, Cheng, Xiangyi, Nie, Xiaozhao, He, Bing	**Título:**	Insulin resistance in polycystic ovary syndrome across various tissues: an updated review of pathogenesis, evaluation, and treatment
por:	BioMed Central	**DOI:**	10.1186/s13048-022-01091-0
Fecha:	2023-01-11	**Sitio web:**	Journal of Ovarian Research
Editorial:	BioMed Central		

[s78] - https://pmc.ncbi.nlm.nih.gov/articles/PMC3894304/

Autor:	Matthew A Stults-Kolehmainen, Rajita Sinha	**Título:**	The Effects of Stress on Physical Activity and Exercise
por:	Yale University School of Medicine	**DOI:**	10.1007/s40279-013-0090-5
Fecha:	2014 Jan	**Sitio web:**	PubMed Central (PMC)

[s79] - https://pmc.ncbi.nlm.nih.gov/articles/PMC6438659/

Autor:	Siew S Lim, Samantha K Hutchison, Emer Van Ryswyk, Robert J Norman, Helena J Teede, Lisa J Moran	**Título:**	Lifestyle changes in women with polycystic ovary syndrome
por:	National Center for Biotechnology Information (NCBI)	**DOI:**	10.1002/14651858.CD007506.pub4
Fecha:	2019 Mar 28	**Sitio web:**	PubMed Central (PMC)
Editorial:	The Cochrane Database of Systematic Reviews		

[s80] - https://pmc.ncbi.nlm.nih.gov/articles/PMC5783752/

Autor:	Stephen D Anton, Keelin Moehl, William T Donahoo, Krisztina Marosi, Stephanie Lee, Arch G Mainous, III, Christiaan Leeuwenburgh, Mark P Mattson	**Título:**	Flipping the Metabolic Switch: Understanding and Applying Health Benefits of Fasting
DOI:	10.1002/oby.22065	**Fecha:**	2017 Oct 31
Sitio web:	PubMed Central (PMC)		

Fuentes de imágenes

Las imágenes no listadas son de creación propia o fueron adquiridas con la licencia correspondiente. Todos los derechos están reservados para estas imágenes.

Para todas las demás imágenes listadas aquí:
Ninguna de las imágenes fue modificada, solo se ajustó la resolución. En la versión eBook, las imágenes se compilaron en collages numerados. Todas las imágenes permanecen sujetas a su licencia original y se utilizan de acuerdo con sus respectivos términos de licencia. Si descubre errores de atribución u otras discrepancias, contáctenos.

Fecha de la revisión final de la imagen: 2025-02-11.

Licencia utilizada

CC0 http://creativecommons.org/publicdomain/zero/1.0/deed.en

Créditos de imágenes

[i1] - 001_001_001_image_keton.jpeg
https://upload.wikimedia.org/wikipedia/commons/c/cb/Ketone_bodies.png

Date:	2007-10-02	**por:**	Edgar181
License:	Public domain		

[i2] - 001_001_001_image_viszerales_fett.jpeg
https://upload.wikimedia.org/wikipedia/commons/8/82/Connective_Tissue_Adipose_%2841066513194%29_%28cropped%29.jpg

Date:	2018-03-26	**por:**	Jmarchn
Artista:	Berkshire Community College Bioscience Image Library	**License:**	CC0

[i3] - 001_001_002_image_kurzkettige_fettsaeuren.jpeg
https://upload.wikimedia.org/wikipedia/commons/3/32/Valeric-acid-3D-balls-B.png

Date:	2010-08-01	**por:**	Jynto
License:	Public domain		

[i4] - 001_001_002_image_ballaststoffe.jpeg
https://upload.wikimedia.org/wikipedia/commons/3/3d/Fruit%2C_Vegetables_and_Grain_NCI_Visuals_Online.jpg

Date:	1989	**por:**	Lobo
Artista:	Unknown authorUnknown author	**License:**	Public domain

[i5] - 001_001_003_image_insulin.jpeg
https://upload.wikimedia.org/wikipedia/commons/5/57/Human-insulin-hexamer-3D-ribbons.png

Date:	2007-04-22	**por:**	Benjah-bmm27
License:	Public domain		

[i6] - 001_002_001_image_entzuendung.jpeg
https://upload.wikimedia.org/wikipedia/commons/1/1d/Wintertenen.jpg

Date:	2019-08-11	**por:**	Jmarchn
Artista:	Sapp	**License:**	Public domain

[i7] - 001_002_001_image_makrophage.jpeg
https://upload.wikimedia.org/wikipedia/commons/7/74/Hemophagocytosis_1.jpg

Date:	2009-06-06	**por:**	Koenjo~commonswiki
Artista:	Koenjo	**License:**	Public domain

[i8] - 001_002_002_image_schilddruese.jpeg
https://upload.wikimedia.org/wikipedia/commons/e/e1/Capsule_of_the_Human_Thyroid_Gland_%283253405 6467%29.jpg

Date:	2019-03-26	**por:**	Meisam
Artista:	Berkshire Community College Bioscience Image Library	**License:**	CC0

[i9] - 001_003_001_image_entspannungstechniken.jpeg
https://upload.wikimedia.org/wikipedia/commons/8/86/750x500px_photo_10.jpg

Date:	2022-09-23	**por:**	Resimi
Artista:	Unknown authorUnknown author	**License:**	CC0

[i10] - 001_003_002_image_brokkoli.jpeg
https://upload.wikimedia.org/wikipedia/commons/4/4f/Broccoli_Black_rot_%2816096923517%29.jpg

Date:	2015-01-14	**por:**	Awkwafaba
Artista:	Scot Nelson	**License:**	CC0

[i11] - 001_003_002_image_olivenoel.jpeg
https://upload.wikimedia.org/wikipedia/commons/9/9e/Olive_Oil_%28Unsplash%29.jpg

Date:	2016-09-27	**por:**	Fæ
Artista:	robertina	**License:**	CC0

[i12] - 001_003_002_image_fahrrad.jpeg
https://upload.wikimedia.org/wikipedia/commons/f/f8/Voies_cyclables_sur_la_rue.jpg

Date:	2019	**por:**	Miguel Angel Omaña Rojas
License:	CC0		

[i13] - 001_003_002_image_haehnchenbrustfilet.jpeg
https://upload.wikimedia.org/wikipedia/commons/e/ea/Cafe_Caramel_Chicken_breast_and_French_Fries.jpg

Date:	2019-08-26	**por:**	Theipu
Artista:	Yotam Nachum	**License:**	CC0

[i14] - 001_003_002_image_schwimmen.jpeg
https://upload.wikimedia.org/wikipedia/commons/e/e3/Father_with_Babygirl_in_a_swimming_pool_-_croppe d.jpg

Date:	2007-11-19	**por:**	Sciencia58
Artista:	U.S. Navy photo by Mass Communication Specialist 3rd Class Angela Grube	**License:**	Public domain

[i15] - 001_003_003_image_krafttraining.jpeg
https://upload.wikimedia.org/wikipedia/commons/5/5f/Football_strength_image.jpg

Date:	2012-01-02	**por:**	Kam012069
License:	CC0		

[i16] - 002_001_001_image_protein.jpeg
https://upload.wikimedia.org/wikipedia/commons/1/10/PBB_Protein_SEMA3A_image.jpg

Date:	2007-12-18	**por:**	ProteinBoxBot
License:	Public domain		

[i17] - 002_002_002_image_glycerin.jpeg
https://upload.wikimedia.org/wikipedia/commons/c/c7/Glycerol-3D-balls.png

Date:	2007-05-05	**por:**	Benjah-bmm27
License:	Public domain		

[i18] - 002_002_003_image_muskelmasse.jpeg
https://upload.wikimedia.org/wikipedia/commons/f/f6/Muscle_Tissue_Capilary_in_Skeletal_Muscle_%2828089112678%29.jpg

Date:	2018-04-05	**por:**	Meisam
Artista:	Berkshire Community College Bioscience Image Library	**License:**	CC0

[i19] - 002_002_003_image_tofu.jpeg
https://upload.wikimedia.org/wikipedia/commons/0/0d/Udon_Tofu.jpg

Date:	2024-03-02	**por:**	Mantelmoewe
License:	CC0		

[i20] - 002_003_001_image_beeren.jpeg
https://upload.wikimedia.org/wikipedia/commons/4/45/Alaska_wild_berries.jpg

Date:	2005-12-11	**por:**	Neutrality
Artista:	U.S. Fish and Wildlife Service	**License:**	Public domain

[i21] - 002_003_001_image_darmbakterien.jpeg
https://upload.wikimedia.org/wikipedia/commons/6/6c/Bacteroides_biacutis_01.jpg

Date:	2007-03-29	**por:**	Angusmclellan
Artista:	US gov	**License:**	Public domain

[i22] - 002_003_001_image_nuesse.jpeg
https://upload.wikimedia.org/wikipedia/commons/a/ae/Pecans%2C_hazelnuts%2C_walnuts%2C_almonds%2C_Brazil_nuts_on_a_table_with_logs_2.jpg

Date:	2016-12-22	**por:**	Baileynorwood
License:	CC0		

[i23] - 002_003_001_image_haferflocken.jpeg
https://upload.wikimedia.org/wikipedia/commons/b/b6/Fruit_and_Honey_French_Oatmeal_2.jpg

Date:	2023-11-28	**por:**	SteinsplitterBot
Artista:	Bajinra	**License:**	CC0

[i24] - 002_003_002_image_frittierte_speisen.jpeg
https://upload.wikimedia.org/wikipedia/commons/2/2c/Fried-Chicken-Set.jpg

Date:	2011-10-17	**por:**	Evan-Amos
License:	CC0		

[i25] - 002_003_002_image_meeresfruechte.jpeg
https://upload.wikimedia.org/wikipedia/commons/4/45/Seafood_Linguine_%40_the_Caledonian_Hotel%2C_North_Adelaide_20240903-130351.jpg

Date:	2024-09-03	**por:**	RegionVisitor90
License:	CC0		

[i26] - 002_003_002_image_vollkornprodukte.jpeg
https://upload.wikimedia.org/wikipedia/commons/f/f5/QuinoaGrains.jpg

Date:	2008-04-09	**por:**	Ben pcc
Artista:	User:Ben_pcc	**License:**	Public domain

[i27] - 002_003_003_image_curcumin.jpeg
https://upload.wikimedia.org/wikipedia/commons/8/89/Curcumin-enol-3D-balls.png

Date:	2011-01-27	**por:**	Jynto
License:	CC0		

[i28] - 003_001_001_image_cooldown.jpeg
https://upload.wikimedia.org/wikipedia/commons/0/02/Sweating_for_stunning_scenery_130719-Z-NO327-190.jpg

Date:	2013-07-18	**por:**	Fæ
Artista:	Spc. Tyler Meister	**License:**	Public domain

[i29] - 003_001_001_image_flexibilitaet.jpeg
https://upload.wikimedia.org/wikipedia/commons/1/1c/Soldier_running_in_water.jpg

Date:	Taken	**por:**	Giggy
Artista:	Cpl. Earnest J. Barnes	**License:**	Public domain

[i30] - 003_001_002_image_kniebeuge.jpeg
https://upload.wikimedia.org/wikipedia/commons/6/6e/Marine_Corps_officer_candidate_participate_in_physical_training.jpg

Date:	2019-07-29	**por:**	GreenMeansGo
Artista:	U.S. Marine Corps photo by Lance Cpl. Phuchung Nguyen	**License:**	Public domain

[i31] - 003_001_002_image_osteoporose.jpeg
https://upload.wikimedia.org/wikipedia/commons/c/c3/L1_2_vertebral_fracture.jpg

Date:	20 March 2008	**por:**	Rosarinagazo
Artista:	talk	**License:**	Public domain

[i32] - 003_001_003_image_plazenta.jpeg
https://upload.wikimedia.org/wikipedia/commons/3/30/Healthy_Placenta.jpg

Date:	2023-07-09	**por:**	Drscholarnick
License:	CC0		

[i33] - 003_002_001_image_hochintensives_intervalltraining.jpeg
https://upload.wikimedia.org/wikipedia/commons/e/e1/Oscar_Company_%E2%80%93_Incentive_Training_%E2%80%93_Jan._26%2C_2016_160126-M-RK242-119.jpg

Date:	Taken	**por:**	Fæ
Artista:	Lance Cpl. Aaron Bolser	**License:**	Public domain

[i34] - 003_003_002_image_hoehenverstellbarer_schreibtisch.jpeg
https://upload.wikimedia.org/wikipedia/commons/1/1c/Standing_desk_with_stool.jpeg

Date:	30 November 2015	**por:**	FastilyClone
Artista:	Kcida10	**License:**	CC0

[i35] - 004_001_001_image_leber.jpeg
https://upload.wikimedia.org/wikipedia/commons/6/6f/Human_Hepar.jpg

Date:	2007-05-22	**por:**	Konto na chwilę
Artista:	Suseno	**License:**	Public domain

[i36] - 004_001_002_image_mariendistel.jpeg
https://upload.wikimedia.org/wikipedia/commons/3/39/Silybum_marianum_Gaertn._JdP.jpg

Date:	2010-10-17	**por:**	Jebulon
License:	Public domain		

[i37] - 004_001_002_image_pathogener_keim.jpeg
https://upload.wikimedia.org/wikipedia/commons/2/29/Shigella_stool.jpg

Date:	2006-03-04	**por:**	Dwaipayanc
Artista:	Centers for Disease Control and Prevention Publich Health Image Library	**License:**	Public domain

[i38] - 004_002_001_image_cortisol.jpeg
https://upload.wikimedia.org/wikipedia/commons/c/c0/Cortisol-3D-balls.png

Date:	2008-05-26	**por:**	Benjah-bmm27
Artista:	Ben Mills	**License:**	Public domain

[i39] - 004_002_003_image_bauchspeicheldruese.jpeg
https://upload.wikimedia.org/wikipedia/commons/1/12/Pancreas_2.png

Date:	2010-10-02	**por:**	Mikael Häggström
License:	Public domain		

[i40] - 004_003_001_image_zytokin.jpeg
https://upload.wikimedia.org/wikipedia/commons/c/c0/BDNF_1BND.jpg

Date:	2010-11-04	**por:**	Ayacop
License:	Public domain		

[i41] - 004_003_003_image_meditation.jpeg
https://upload.wikimedia.org/wikipedia/commons/0/00/Meditation_Focus_Point.jpg

Date:	2024-12-12	**por:**	Bondigoldwiki
License:	CC0		

[i42] - 005_002_002_image_muskelgewebe.jpeg
https://upload.wikimedia.org/wikipedia/commons/e/ed/Muscle_Tissue_Cardiac_Muscle_%2828184529378%29.jpg

Date:	2018-04-05	**por:**	Meisam
Artista:	Berkshire Community College Bioscience Image Library	**License:**	CC0

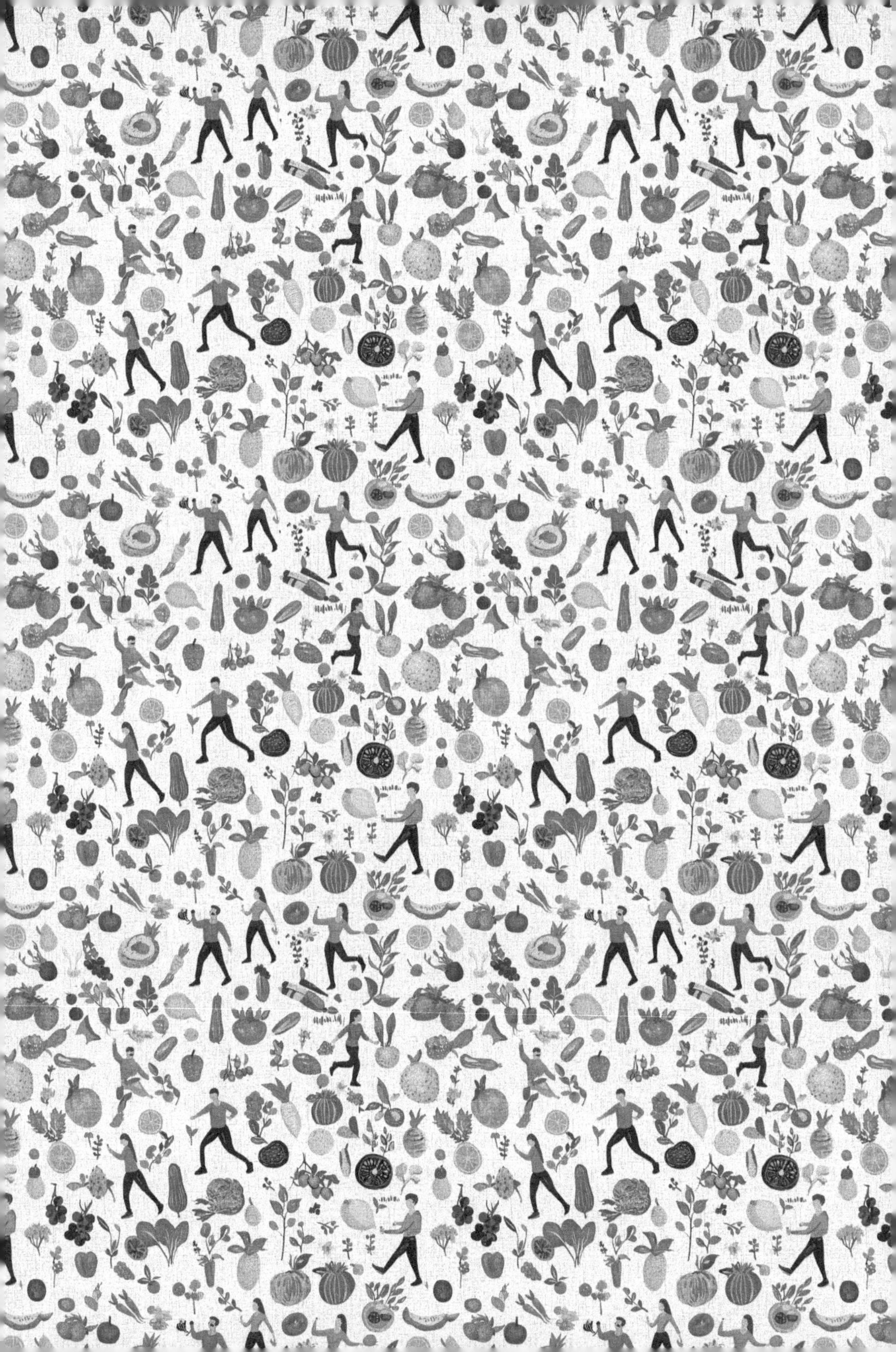

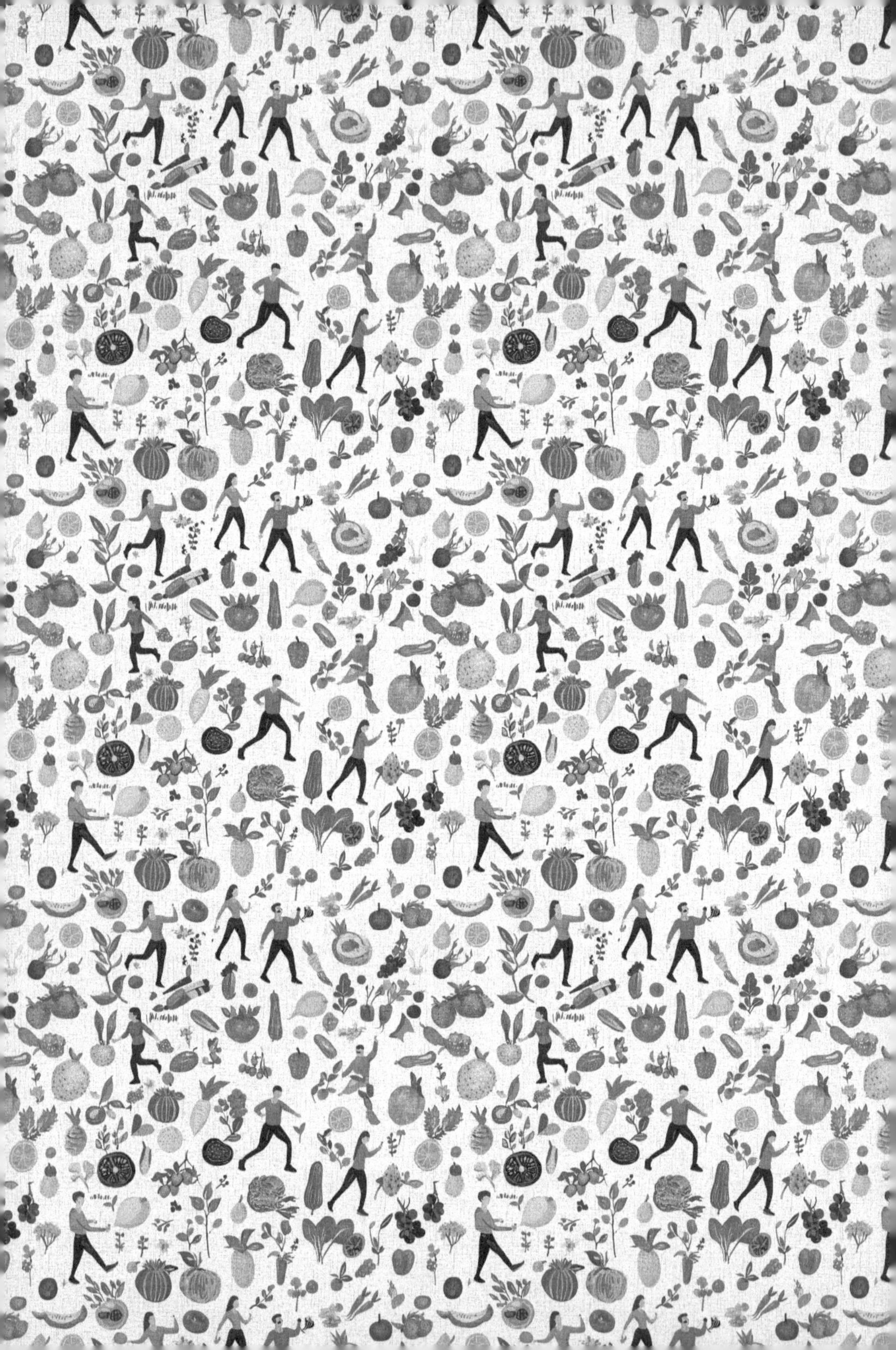

Kolibri 360 GmbH
Ferdinand-Jühlke-Straße 7
99095 Erfurt, Deutschland
produktsicherheit@kolibri360.de